高血压的防治和养生

主编 郭泉滢 唐桂军 田晨辉

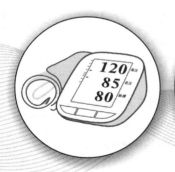 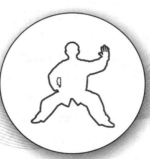 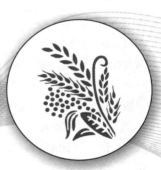

郑州大学出版社

图书在版编目(CIP)数据

高血压的防治和养生／郭泉滢，唐桂军，田晨辉主编. — 郑州：郑州大学出版社，2022. 8(2025.1 重印)

ISBN 978-7-5645-8861-8

Ⅰ. ①高…　Ⅱ. ①郭…②唐…③田…　Ⅲ. ①高血压 - 防治

Ⅳ. ①R544.1

中国版本图书馆 CIP 数据核字(2022)第 110924 号

高血压的防治和养生
GAOXUEYA DE FANGZHI HE YANGSHENG

策划编辑	张　霞	封面设计	苏永生
责任编辑	张　霞　常　田	版式设计	苏永生
责任校对	张　楠　张馨文	责任监制	朱亚君

出版发行	郑州大学出版社	地　　址	郑州市大学路 40 号(450052)
出版人	卢纪富	网　　址	http://www.zzup.cn
经　销	全国新华书店	发行电话	0371-66966070
印　刷	永清县晔盛亚胶印有限公司		
开　本	710 mm×1 010 mm　1／16		
印　张	10	字　　数	155 千字
版　次	2022 年 8 月第 1 版	印　　次	2025 年 1 月第 3 次印刷

| 书　号 | ISBN 978-7-5645-8861-8 | 定　　价 | 29.00 元 |

编委名单

主　编　郭泉滢　唐桂军　田晨辉

副主编　陈　洋　麻丽娜　张腾云　王园满

　　　　董晓楠　李鹏举　王　明　邱　彤

编　委　（按姓氏笔画排序）

　　　　王　娇　王　睿　王雷生　李　坦

　　　　李星锐　张清蕊　陈　曦　苗灵娟

　　　　罗继红　姜华清　郭钰娇　涂吉祥

　　　　崔伟锋　崔莉芳　彭秀丽　谢　胂

毛 序

　　高血压是危害人类健康的常见病与多发病，它对心、脑、肾的损害最为显著。随着知识的普及与认知的提高，人们对高血压的防治越来越重视。但人们常常重视其治疗，而忽略其预防与养生。这就是高血压的患病率尚未明显降低的主要因素。

　　《黄帝内经》早就提出"治未病"，云："不治已病治未病，不治已乱治未乱，此之谓也。夫病已成而后药之，乱已成而后治之，譬犹渴而穿井，斗而铸锥，不亦晚乎！"要求人们早预防与早治疗。这些论述与现代医学的健康理念是吻合的。在经典著作的指引下，中西医家对高血压的预防与养生提出了许多有益的措施，至今还在临床与日常生活中发挥着积极的作用。

　　河南省中医药研究院郭泉滢主任医师，研究高血压三十余年，她引古博今，立足临床，敬畏生命，重视实效。在研究高血压的防治工作中，她尊中参西，既重视危急症的治疗，又注重缓解时的预防。特别是在中医养生方面，她结合临床实践，提出了饮食、运动、心理、体质等诸多行之有效的方法与措施。基于关爱生命的正心，抱着"大医精诚"的初心，她将自己的临床体验，撰写成这本科普书籍《高血压的防治与养生》，书中充满了对生命的敬畏与对患者的体贴与热忱。

　　郭泉滢主任将书稿送给我，让我指点与修正。我是一位看病的"杂家"，对高血压没有太多研究，应该向这方面的专家学习与请教。诊病之余，仔细阅读她的书稿，从内容到结构，从语言到文式，给予我的印象是：内容朴实，语言简练，结构明晰，易懂实用。这些经验对于读者与患者，都是非常及时和需要的。

　　预防对于任何疾病来说都是第一位的。中医有一句谚语，"药补不如食补，食补不如神调"。可见预防的前提是精神调养，"正气存内，邪不可干"，对于高血压病更是如此。精神调养更多的是自我修炼，"恬淡虚无，真气从之，精神内守，病安从来"。高血压是自身的阴阳失衡，阳亢阴虚是基本模式。欲望高，性情急，肝阳必然上亢，上亢之极就会发生脑卒中或心肌梗死，这些例子并不少见。所以，患高血压的朋友，在日常生活中，要把精神调养放到首位，加上合理饮食，适度运动，有序作息，戒烟限酒，血压高就会顺其自然地回到正常轨道上来。

　　郭泉滢是一位不断进取的医生，希望她在这本书出版之后，继续学习经典，继续把脉看病，继续总结临床的经验。若干年后，希望看到她更为精湛的著作问世。

　　余年逾八旬，特别乐于与年轻人探讨中医学术与临床问题。正是基于这种心态，对郭泉滢的著作写了一点感想，目的是互相学习与提高，仅此而已。故乐为序！

毛德西

2022 年 3 月 5 日

2

前　言

　　高血压是目前临床上最常见的慢性病,也是导致心脑血管病独立的危险因素,其"发病率高、致残率高和死亡率高"的"三高"和"知晓率低、治疗率低和控制率低"的"三低"的特征,给家庭和国家造成沉重社会负担和经济负担。国内外的实践证明,高血压是可以预防和控制的疾病,加强高血压的科普宣传,增加国民对高血压的防治意识,努力降低高血压患者的血压水平,可以明显减少脑卒中、心脏病、肾脏病和眼底病变等并发症的发生,显著改善患者的生活质量,有效减少患者的经济负担。

　　近年来,党和政府日益重视以高血压为代表的慢性病防治工作,中医药参与高血压防治的研究工作也取得了巨大进展。中医药预防为主"治未病"的思想,立足于整体观念之上的"治本"思想,来源于辨证论治理论的"个体化"治疗,由中医药经络理论衍生的中医外治方法和以养生理念为指导的食疗方法皆在临床上取得了显著效果,使得中医和中西医结合方法治疗高血压得到广大医生和患者的一致认可。因此,临床上需要一部全面介绍和总结高血压中医和中西医结合防治与养生方面的科普书。本书的出版将填补这方面的不足,为基层医生、规培医生和高血压患者提供中医和中西医结合防治高血压的重要参考。

　　本书共由五个章节构成。第一章重点介绍高血压的西医基础知识、诊断标准、降压药物的种类和临床选择原则以及临床中高血压患者常常触及的一些误区;第二章重点介绍高血压的中医认识,中医内科治疗方法和中医外治方法荟萃,临床上常用的具有降压作用的中药,河南省中西医结合医院(河南省高血压病医院)高血压科针对高血压的诊治方案;第三章重点介绍高血压患者食疗的原则,宜食的蔬菜、水果,禁忌的食物以及生活中的禁忌事项;第四章重点介绍高血压患者运动的方式和禁忌,高血压的情志治疗、音乐治疗和气功疗法;第五章重点介绍高血压患者的养生原则,推荐几款适合高血压患者的养生粥、保健操。

我院高血压科科研团队于 1993 年在国内创立"高血压中西医结合辨证分型个体化诊疗体系",至今已更新为第三代。根据"同病异治""一证一方"的中医辨证施治原理,配合我院研制的高血压辨证分型仪、降压系列中药制剂,在纯中医药治疗初期高血压、中医药参与治疗难治性高血压及经络四联疗法绿色降压、疏通血管、保护心脑肾防治并发症等方面形成了独具特色的研究院方案;辐射全省的"医联体"协作网络,惠及更多基层病患。

优势病种:明确高血压病因,擅长纯中医药治疗初期高血压,中医药参与治疗难治性高血压、高血压合并代谢综合征、高脂血症及其绿色降压、疏通经络,防治高血压相关疾病,如高血压心脏病、高血压脑病、高血压性肾病、冠心病、心律失常、短暂性脑缺血、脑梗死、脑出血等。

鉴别诊断检查:卧立位肾素、血管紧张素、醛固酮测定,血浆儿茶酚胺、高血压分型、四肢血压、无创动脉功能监测、无创内皮功能检测、24 h 动态血压监测、睡眠呼吸监测、无创中心动脉压检测,对于体型肥胖或怀疑库欣综合征患者开始测定皮质醇节律及小剂量地塞米松试验、双肾、肾上腺、肾动脉 CTA 检测、主动脉 CTA 检测、眼底检查、盐水负荷试验、卡托普利试验等明确高血压病因。

本书的编写得到了首届全国名中医、国家老中医药专家学术经验继承指导老师、河南省中医事业终身成就奖获得者、河南省中医院主任医师毛德西教授的高度重视和大力支持,并欣然为本书写序,在此表示衷心的感谢。

高血压的防治与养生编委会

2022 年 5 月 2 日

目　录

第一章

高血压的现代诊治与误区

第一节 高血压的定义和诊断

一、高血压定义

高血压(hypertension,RH)是指以体循环动脉压[收缩压和(或)舒张压]增高为主要特征(收缩压≥140 mmHg,舒张压≥90 mmHg),可伴有心、脑、肾等器官的功能或器质性损害的临床综合征。国际高血压学会(International Society of Hypertension,ISH)《2020国际高血压实践指南》将高血压定义为非同日多次重复测量后,诊室收缩压≥140 mmHg和(或)诊室舒张压≥90 mmHg。该定义适用于所有成年人(年龄>18岁)。在未使用降压药物的情况下,收缩压≥140 mmHg和舒张压<90 mmHg为单纯收缩期高血压。患者既往有高血压史,目前正在使用降压药物,血压虽然低于140/90 mmHg,仍应诊断为高血压。

二、诊室血压诊断

【诊断】 2~3次诊室血压测量结果均≥140/90 mmHg,提示高血压。尽量不要1次就诊即做出诊断(除外血压≥180/110 mmHg且有罹患心血管疾病的证据);确诊高血压需要测量 2 ~ 3 次诊室血压,通常间隔 1 ~ 4 周;每次就诊时连续测量 3 次血压,每次间隔 1 min,结果取后 2 次测量的平均值;如果条件允许,应通过诊室外血压监测来确诊。

三、诊室外血压诊断

【诊断】 ①家庭血压监测[连续家庭测量血压 1 周(至少 3 d),每天 2 ~ 3 次,去除第 1 天读数后],血压平均值≥135/85 mmHg,提示高血压。②24 h 动态血压监测,24 h 动态血压≥130/80 mmHg,提示高血压(主要标准);日间动态血压≥135/85 mmHg 且夜间动态血压≥120/70 mmHg,提示高血压。

与诊室血压相比,诊室外血压测量更具重复性,且与高血压导致的靶器官损害和心血管风险事件更相关,可以鉴别白大衣高血压和隐匿性高血压。如果患者诊室血压测量结果为正常高值或 1 级高血压(收缩压为 130 ~ 159 mmHg,舒张压为 85 ~ 99 mmHg),需通过家庭血压监测或 24 h 动态血压监测进一步确认血压水平。

第二节　高血压的症状和危害及特点

一、高血压的症状

高血压的症状因人而异。早期可能无症状或症状不明显,缺乏特殊临床表现,有的仅在测量血压时或仅在劳累、精神紧张、情绪波动后甚至是发生心、脑、肾等并发症时才被发现,常见的是头晕、头痛、颈项板紧、疲劳、心悸等。也可出现视力模糊、鼻出血等较重症状。有些典型症状可在血压下降后或休息后恢复正常。随着病程延长,血压明显的持续升高,逐渐会出现各种症状,此时被称为缓进型高血压病。缓进型高血压病常见的临床症状有头痛、头晕、注意力不集中、记忆力减退、肢体麻木、夜尿增多、心悸、胸闷、乏力等。高血压的症状与血压水平有一定关联，多数症状在紧张或劳累后可加重，清晨活动后血压可迅速升高，出现清晨高血压，导致心脑血管事件多发生在清晨。当血压突然升高到一定程度时甚至会出现剧烈头痛、呕吐、心悸、眩晕等症状，严重时会发生神志不清、抽搐，这就属于急进型高血压和高血压危重症，多会在短期内发生严重的心、脑、肾等器官的损害和病变，如中风、心肌梗死、肾衰竭等。症状与血压升高的水平并无一致的关系。

继发性高血压的临床表现主要是有关原发病的症状和体征，高血压仅是其症状之一。继发性高血压患者的血压升高可具有其自身特点，如主动脉缩窄所致的高血压可仅限于上肢；嗜铬细胞瘤引起的血压增高呈阵发性。

高血压病初期，一些身体的症状不易被发现，如全身细小动脉痉挛，随着病情的发展，细小动脉渐渐发生硬化。中等及大动脉出现内膜脂质沉积，形成粥样硬化斑块和血栓。这种变化，多发于冠状动脉、脑动脉、肾动脉，所以说高血压没有症状，不代表没危害，它会慢慢破坏患者的心、脑、肾器官，堪称健康的"隐形杀手"。

临床数据显示，青壮年高血压患者当中，约有 50% 是无症状的，或出现偶尔头晕、头痛等不典型症状，很多人不知道自己已经得病，可以说高血压的血压值与临床症状是不成正比的。不知晓、不重视，再加上一天到晚忙工作、照顾家庭，常常会拖到病情恶化时才去就医。但这时往往已出现心、肾功能的损害甚至脑出血、脑梗死或者心肌梗死，导致残疾、死亡等后果。

二、高血压的危害

高血压的可怕之处不是血压的数值，也不单是动脉硬化，最重要的是高数值背后所隐藏的对靶器官的损害。这种伤害就像温水煮青蛙一样，使机体脏器慢慢衰退，甚至致死！高血压的靶器官包括心脏、大脑、肾脏和视网膜。

1. 心脏　血压水平与心血管病发病和死亡的风险之间存在密切的因果关系。在以全球 61 个人群(约 100 万人,40～89 岁)为基础的前瞻性观察研究荟萃分析中,平均随访 12 年,诊室收缩压或舒张压与冠心病事件的风险呈连续、独立、直接的正相关关系。血压从 115/75 mmHg 到 185/115 mmHg,收缩压每升高 20 mmHg 或舒张压每升高 10 mmHg,心血管并发症发生的风险翻倍。

2. 大脑　据统计,90% 的脑出血和 80% 的脑梗死都与高血压有关。长期高血压使脑血管发生缺血与变性,形成微动脉瘤,一旦破裂可发生脑出血。高血压促使脑动脉粥样硬化,粥样斑块破裂可并发脑血栓形成。脑小动脉闭塞性病变,引起针尖样小范围梗死病灶,称为腔隙性脑梗死。高血压的脑血管病变部位,特别容易发生在大脑中动脉的豆纹动脉、基底动脉的旁正中动脉和小脑齿状核动脉。这些血管直接来自压力较高的大动脉、血管细长而且垂直穿透,容易形成微动脉瘤或闭塞性病变。因此脑卒中通常累及壳核丘脑尾状核、内囊等部位。症状可见:头晕、头疼;恶心、呕吐;一侧肢体麻木;肢体软弱无力、活动受限,易跌倒;暂时性吐字不清或讲话不流利;短暂的意识丧失、记忆力下降或者昏迷。

3. 肾脏　高血压患者 42% 以上会并发肾脏疾病。长期持续高血压使肾小球内囊压力升高,肾小球纤维化、萎缩,肾动脉硬化,导致肾实质缺血和肾单位不断减少。慢性肾衰竭是长期高血压的严重后果之一,大约 10% 的高血压患者会死于慢性肾功能衰竭,尤其在合并糖尿病时。恶性高血压时,入球小动脉及小叶间动脉发生增殖性内膜炎及纤维素样坏死,可在短期内出现肾衰竭。长期随访发现,随着诊室血压升高,终末期肾病的发生率也明显增加。在重度高血压,终末期肾病发生率是正常血压者的 11 倍以上,即使血压在正常高值水平也达 1.9 倍。症状可见:早期会出现贫血、疲乏无力、体重减轻;颜面的水肿、双下肢脚踝部位的水肿;胃口不好、易腹胀;常恶心呕吐;起夜上厕所的次数增多;泡沫尿甚至是血尿。

4. 视网膜　视网膜小动脉早期发生痉挛,随着病程进展出现硬化。血压急骤升高可引起视网膜渗出和出血。症状可见:一过性黑矇;看东西变形;视力下降甚至伴随眼底出血;视网膜表层有大小不一的棉絮状渗出物或者黄白色小点状渗出物。

三、高血压危害的特点

1. 我国高血压危害的"三高"　患病率高，致残率高，致死率高。

高血压在心血管疾病当中是非常常见的疾病之一，患病人群正有着逐步年轻化的趋势，所以说它的其中一个特点就是患病率高（表1）。大多数高血压患者平日里并不是非常关注自身的血压情况，因为他们往往认为血压升高不会导致严重情况的发生。高血压初期确实相对症状不明显，对身体没有严重的损害，但是如果持续性的血压升高，逐渐就会造成心、脑、肾的损害出现。患者可能会继发心力衰竭、脑血管意外、肾衰竭等。当出现了这些并发症，那么就会使高血压的死亡率提高，致残率增加。

表 1　我国六次高血压患病率调查结果

年份（年）	调查地区	年龄（岁）	诊断标准	调查人数	高血压例数	患病率/%
1958—1959	13 个省、直辖市	≥15	不统一	739 204	37 773	5.1[a]
1979—1980	29 个省、自治区、直辖市	≥15	≥160/95 mmHg 为确诊高血压，140～159/90～95 mmHg，为临界高血压	4 012 128	310 202	7.7[a]
1991	29 个省、自治区、直辖市	≥15	≥140/90 mmHg 和（或）2 周内服用降压药者	950 356	129 039	13.6[a]
2002	29 省、自治区、直辖市	≥18	≥140/90 mmHg 和（或）2 周内服用降压药者	272 023	51 140	18.8[a]
2012	31 省、自治区、直辖市	≥18	≥140/90 mmHg 和（或）2 周内服用降压药者	—	—	25.2[b]
2015	31 省、自治区、直辖市	≥18	≥140/90 mmHg 和（或）2 周内服用降压药者	451 755	125 988	27.9[a]

注：a. 患病粗率；b. 综合调整患病率。

2. 我国高血压危害的"三低"　知晓率低、治疗率低和控制率低。

　　高血压患者知晓率、治疗率和控制率是反映高血压流行病学和防治状况的重要指标。2015 年调查显示,18 岁以上人群高血压的知晓率、治疗率和控制率分别为 51.6%,45.8% 和 16.8%,较 1991 年和 2002 年明显增高(表 2)。根据我国四次较大规模高血压患者知晓率、治疗率和控制率抽样调查结果提示我国的高血压防治工作仍不乐观、可谓是任重而道远。不同人口学特征比较,知晓率、治疗率和控制率均为女性高于男性,城市高血压治疗率显著高于农村;与我国北方地区相比,南方地区居民高血压患者的知晓率、治疗率和控制率较高;不同民族比较,少数民族居民的高血压治疗率和控制率低于汉族。

表 2　我国四次高血压患者知晓率、治疗率和控制率(粗率)调查

年份	年龄/岁	知晓率/%	治疗率/%	控制率/%
1991	≥15	26.3	12.1	2.8
2002	≥18	30.2	24.7	6.1
2012	≥18	46.5	41.1	13.8
2015	≥18	51.6	45.8	16.8

第三节　高血压的易患人群和分类

一、高血压的流行病学

　　1. 我国人群高血压患病率及其变化趋势　中国高血压患病率逐年上升。目前最新的高血压患病率的官方权威数据是国家卫生健康委员会 2019 年 8 月发布的《中国高血压防治现状蓝皮书 2018》中公布的数据,2012 年我国 18 岁及以上人口的高血压患病率为 25.20%,2015 年上升至 27.90%。由此根据 2012—2015 年的年均复合增长率,结合国家疾控中心发布的关于高

血压的人口年增长数量新闻,预测 2019 年中国高血压患病率达到 31.89%。

2. 在我国高血压人群中,绝大多数是轻、中度高血压(占 90%) 轻度高血压占 60% 以上。血压正常高值水平人群占总成年人群的比例不断增长,尤其是中青年,已经从 1991 年的 29% 增加到 2002 年的 34%,是我国高血压患病率持续升高和患病人数剧增的主要来源。估计我国每年新增高血压患者 1 000 万人。

3. 我国人群高血压流行的一般规律　通常,高血压患病率随年龄增长而升高;女性在更年期前患病率略低于男性,但在更年期后迅速升高,甚至高于男性;高纬度寒冷地区患病率高于低纬度温暖地区;盐和饱和脂肪摄入越高,平均血压水平和患病率也越高。

我国人群高血压流行有两个比较显著的特点:从南方到北方,高血压患病率呈递增趋势,可能与北方年平均气温较低以及北方人群盐摄入量较高有关;不同民族之间高血压患病率也有一些差异,生活在北方或高原地区的藏族、蒙古族和朝鲜族等患病率较高,而生活在南方或非高原地区的壮族、苗族和彝族等患病率则较低,这种差异可能与地理环境、生活方式等有关,尚未发现各民族之间有明显的遗传背景差异。

二、高血压的易患因素

高血压是一种长期、慢性的疾病,目前发现有很多因素会引起血压升高,梳理总结常见的危险因素如下。

1. 高钠、低钾膳食　人群中,钠盐(氯化钠)摄入量与血压水平和高血压患病率呈正相关,而钾盐摄入量与血压水平呈负相关。膳食钠/钾比值与血压的相关性甚至更强。我国 14 组人群研究表明,膳食钠盐摄入量平均每天增加 2 g,收缩压和舒张压分别增高 2.0 mmHg 和 1.2 mmHg。

高钠、低钾膳食是我国大多数高血压患者发病的主要危险因素之一。我国大部分地区,人均每天盐摄入量 12 ~ 15 g 以上。在盐与血压的国际协作研究中,反映膳食钠/钾量的 24 h 尿钠/钾比值,我国人群在 6 以上,而西方人群仅为 2 ~ 3。

2. 超重和肥胖　近年来,随着我国社会经济发展和生活水平提高,我国人群中超重和肥胖的比例与人数均明显增加,35～64 岁中年人的超重率为 38.8%,肥胖率为 20.2%,其中女性高于男性,城市人群高于农村,北方居民高于南方。中国成年人超重和肥胖与高血压发病关系的随访研究结果发现,随着 BMI 的增加,超重组和肥胖组的高血压发病风险是体重正常组的 1.16～1.28 倍。超重和肥胖与高血压患病率关联最显著。内脏型肥胖与高血压的关系较为密切,随着内脏脂肪指数的增加,高血压患病风险增加。身体脂肪含量与血压水平呈正相关。人群中 BMI 与血压水平呈正相关,BMI 每增加 3 kg/m^2,4 年内发生高血压的风险,男性增加 50%,女性增加 57%。我国 24 万成人随访资料的汇总分析显示,BMI ≥24 kg/m^2 者发生高血压的风险是体重正常者的 3～4 倍。身体脂肪的分布与高血压发生也有关。腹部脂肪聚集越多,血压水平就越高。腰围男性 ≥90 cm 或女性 ≥85 cm,发生高血压的风险是腰围正常者的 4 倍以上。

超重和肥胖显著增加全球人群全因死亡的风险。此外,内脏型肥胖与代谢综合征密切相关,可导致糖、脂代谢异常。

3. 过量饮酒　过量饮酒也是高血压发病的危险因素,人群高血压患病率随饮酒量增加而升高。虽然少量饮酒后短时间内血压会有所下降,但长期少量饮酒可使血压轻度升高;过量饮酒则使血压明显升高。如果每天平均饮酒>3 个标准杯(1 个标准杯相当于 12 g 酒精,约合 360 g 啤酒,或 100 g 葡萄酒,或 30 g 白酒),收缩压与舒张压分别平均升高 3.5 mmHg 与 2.1 mmHg,且血压上升幅度随着饮酒量增加而增大。过量饮酒包括危险饮酒(男性 41～60 g,女性 21～40 g)和有害饮酒(男性 60 g 以上,女性 40 g 以上)。我国饮酒人数众多,18 岁以上居民饮酒者中有害饮酒率为 9.3%。

部分男性高血压患者有长期饮酒嗜好和饮烈度酒的习惯,应重视长期过量饮酒对血压和高血压产生的影响。饮酒会降低降压治疗的疗效,而过量饮酒可诱发急性脑出血或心肌梗死。限制饮酒与血压下降显著相关,酒精摄入量平均减少 67%,收缩压下降3.31 mmHg,舒张压下降 2.04 mmHg。

4. 长期精神紧张与社会心理应激　长期精神紧张是高血压患病的危险因素,长期从事高度精神紧张工作的人群高血压患病率增加,精神紧张可激活交感神经从而使血压升高。一项包括13个横断面研究和8个前瞻性研究的荟萃分析,定义精神紧张包括焦虑、担忧、心理压力紧张、愤怒、恐慌或恐惧等,结果显示有精神紧张者发生高血压的风险是正常人群的 1.18 倍 (95% CI:1.02～1.37)和 1.55 倍(95% CI:1.24～1.94);据调查表明,社会心理应激与高血压发病有密切关系。应激性生活事件包括:父母早亡、失恋、丧偶、家庭成员车祸死亡、病残、家庭破裂、经济政治冲击等。遭受生活事件刺激者高血压患病率比对照组高。据猜测,社会心理应激可改变体内激素平衡,从而影响所有代谢过程。

5. 遗传因素　约75%的原发性高血压患者具有遗传素质,同一家族中高血压患者常集中出现。原发性高血压是多基因遗传病。据报道,高血压患者及有高血压家族史而血压正常者有跨膜电解质转运紊乱,其血清中有一种激素样物质,可抑制 Na^+、K^+-ATP 酶活性,以致钠钾泵功能降低,导致细胞内 Na^+、Ca^{2+} 浓度增加,动脉壁 SMC 收缩加强,肾上腺素能受体密度增加,血管反应性加强。这些都有助于动脉血压升高。近来研究发现,血管紧张素(AGT)基因可能有 15 种缺陷,正常血压的人偶见缺陷,而高血压患者在 AGT 基因上的 3 个特定部位均有相同的变异。患高血压的兄弟或姐妹可获得父母的 AGT 基因的同一拷贝;有这种遗传缺陷的高血压患者,其血浆血管紧张素原水平高于对照组。

6. 吸烟　有研究表明,吸 1 支香烟,可使收缩压短暂增高 10～30 mmHg,而且吸烟和被动吸烟都会对血压产生一定的影响。因为吸烟过程中产生的尼古丁、一氧化碳等对身体有害的物质,可能造成身体的一些器官缺血缺氧,损害动脉壁的内皮细胞,加速胆固醇沉积,促成动脉粥样硬化,所以也不利于血压的控制和血压的稳定。

吸烟也会让交感神经末梢释放去甲肾上腺素增多,而且氧化应激,损害一氧化氮介导的血管舒张,引起血压增高。还有一些资料证明,有吸烟习惯的高血压患者,对降压药的敏感性会降低,甚至会引发急性恶性的高血压。

7. 肾脏与内分泌因素　肾髓质间质细胞分泌抗高血压脂质如前列腺素、肾髓质脂质等分泌失调,排钠功能障碍均可能与高血压发病有关。内分泌紊乱同样可以导致血压升高。

8.其他危险因素　除了以上高血压发病危险因素外,其他危险因素还包括年龄、缺乏体力活动,以及糖尿病、血脂异常等。近年来大气污染也备受关注。研究显示,暴露于PM2.5、PM10、SO_2和O_3等污染物中,高血压的发生风险和心血管疾病的死亡率增加。

三、高血压的分类

临床上高血压可分原发性高血压和继发性高血压。

原发性高血压:是一种以血压升高为主要临床表现而病因尚未明确的独立疾病,占所有高血压患者的90%以上。

继发性高血压:在这类疾病中病因明确,高血压仅是该种疾病的临床表现之一,血压可暂时性或持久性升高。主要包括以下几种。

(一)肾实质性高血压

多为原发或继发性肾脏实质病变,是最常见的继发性高血压之一,其血压升高常为难治性,是青少年患高血压急症的主要病因。常见导致肾脏实质性高血压的疾病包括:①各种原发性肾小球肾炎(IgA肾病、局灶节段性肾小球硬化、膜增生性肾小球肾炎等);②多囊肾;③肾小管间质性疾病(慢性肾盂肾炎、梗阻性肾病、反流性肾病等);④代谢性疾病肾损害(糖尿病肾病等);⑤系统性或结缔组织疾病肾损害(狼疮性肾炎、硬皮病等);⑥单克隆免疫球蛋白相关肾脏疾病(轻链沉积病);⑦遗传性肾脏疾病(Liddle综合征等)。

【表现】　①肾脏病变的发生常先于高血压或与其同时出现;②血压水平较高且较难控制、易进展为恶性高血压;③蛋白尿/血尿发生早、程度重、肾脏功能受损明显。

【诊断】　①肾脏病史;②实验室检查:血、尿常规;血电解质(钠、钾、氯)、肌酐、尿酸、血糖、血脂;24 h尿蛋白定量或尿白蛋白/肌酐比值(ACR)、12 h尿沉渣检查,如发现蛋白尿、血尿及尿白细胞增加,则需进一步行中段尿细菌培养、尿蛋白电泳、尿相差显微镜检查,明确尿蛋白、红细胞来源及排除感染;肾脏B超:了解肾脏大小、形态及有无肿瘤,如发现肾脏体积及形态异常,或发现肿物,则需进一步做肾动脉CTA/MRA以确诊并查病因;眼底检查;有条件的医院可行肾脏穿刺及病理学检查。同时需与高血压引起的肾脏损害相鉴别,前者肾脏病变的发生常先于高血压或与其同时出现;血压较高且难以控制;蛋白尿/血尿发生早、程度重、肾脏功能受损明显。肾实质性高血压患者应予低盐饮食(NaCl<6.0 g/d,Na<2.3 g/d)。肾功能不全者,宜选择高生物价低优质蛋白(0.3~0.6)g/kg·d,保证足够能量摄入,配合α-酮酸治疗;目标血压控制在130/80 mmHg以内;有蛋白尿的患者首选ACEI或ARB作为降压药物;长效CCB、利尿剂、β受体阻滞剂、α受体阻滞剂均可作为联合治疗的药物。

(二)肾动脉狭窄及其他血管病引起的高血压

肾动脉狭窄主要特征是肾动脉主干或分支狭窄,导致肾缺血,肾素-血管紧张素系统活性明显增高,引起高血压及患肾功能减退。肾动脉狭窄是引起高血压和(或)肾功能不全的重要原因之一,患病率约占高血压人群的1%~3%。动脉粥样硬化是引起我国肾动脉狭窄的最常见病因,约为82%,其次为大动脉炎,约为12%,纤维肌性发育不良约为5%,其他病因占1%。

【临床表现】　①恶性或顽固性高血压;②原来控制良好的高血压失去控制;③高血压合并腹部血管杂音;④高血压合并血管闭塞证据(冠心病、颈部血管杂音、周围血管病变);⑤无法用其他原因解释的血清肌酐升高;⑥血管紧张素转换酶抑制剂或紧张素Ⅱ受体拮抗剂,降压幅度非常大或诱发急性肾功能不全;⑦与左心功能不匹配的发作性肺水肿;⑧高血压并两肾大小不对称。

【诊断】　①明确病因;②明确病变部位及程度;③血流动力学意义;④血管重建是否能获益。经动脉血管造影目前仍是诊断肾动脉狭窄的金标准。

药物降压是肾血管性高血压的基础治疗,CCB是安全有效药物,ACEI或ARB是最有针对性的药物,但慎用于双侧肾动脉狭窄。对于有病理生理意义的严重肾动脉狭窄(直径狭窄>70%),如出现血压控制不良、肾萎缩或肾功能减退,建议行血管重建。血管重建策略首选腔内治疗,失败病变建议行开放直视手术。

(三)主动脉狭窄

主动脉狭窄包括先天性及获得性主动脉狭窄。先天性主动脉缩窄表现为主动脉的局限性狭窄或闭锁,发病部位常在主动脉峡部原动脉导管开口处附近,个别可发生于主动脉的其他位置。获得性主动脉狭窄主要包括大动脉炎、动脉粥样硬化及主动脉夹层剥离等所致的主动脉狭窄。本病的基本病理生理改变为狭窄所致血流再分布和肾组织缺血引发的水钠潴留和RAS激活,结果引起左心室肥厚、心力衰竭、脑出血及其他重要脏器损害。

【临床表现】 上肢高血压,而下肢脉弱或无脉,双下肢血压明显低于上肢(ABI<0.9),听诊狭窄血管周围有明显血管杂音。

【诊断】 无创检查如多普勒超声、磁共振血管造影、计算机断层血管造影可明确狭窄的部位和程度。一般认为如果病变的直径狭窄≥50%,且病变远近端收缩压差≥20 mmHg,则有血流动力学的功能意义。

【治疗】 根据具体病情选择腔内治疗或开放手术。活动期大动脉炎需给予糖皮质激素及免疫抑制剂治疗。

(四)阻塞性睡眠呼吸暂停低通气综合征

阻塞性睡眠呼吸暂停低通气综合征(OSAS)包括睡眠期间上呼吸道肌肉塌陷,呼吸暂停或口鼻气流量大幅度减低,导致间歇性低氧、睡眠片段化、交感神经过度兴奋、神经体液调节障碍等。该类患者中高血压的发病率为35% ~80%。

【临床表现】 主要表现为睡眠打鼾,频繁发生呼吸暂停的现象。

【诊断】 多导睡眠呼吸监测仪(PSG)是诊断OSAS的"金标准";呼吸暂停低通气指数(AHI)是指平均每小时睡眠呼吸暂停低通气的次数,依据AHI可分为轻、中、重三度,轻度:AHI 5 ~15 次/h;中度:AHI 15 ~30 次/h;重度:AHI≥30 次/h。

【治疗】　生活模式改良是治疗的基础,包括减重、适当运动、戒烟限酒、侧卧睡眠等;对轻度 OSAS 的患者,建议行口腔矫正器治疗;轻度 OSAS 但症状明显(如白天嗜睡、认知障碍、抑郁等),或并发心脑血管疾病和糖尿病等的患者,以及中、重度 OSAS 患者(AHI > 15 次/h),建议给予无创通气(CPAP)治疗。

(五) 原发性醛固酮增多症

原发性醛固酮增多症(原醛症)是肾上腺皮质球状带自主分泌过多醛固酮,导致高血压、低钾血症、肾素活性受抑为主要表现的临床综合征。常见类型有醛固酮瘤(35%)、特发性醛固酮增多症(60%),其他少见类型有肾上腺皮质癌、家族性醛固酮增多症,如糖皮质激素可抑制性醛固酮增多症(GRA)。原发性醛固酮增多症在高血压人群中占 5% ~ 10%,仅有部分存在低血钾,在难治性高血压中约占 20%,其增加代谢综合征、动脉硬化和心脑血管病的风险。

【临床表现】　主要表现为高血压、低血钾、肌无力、周期性麻痹、肢端麻木、多尿和心悸等。

【诊断】　包括筛查、确诊、分型 3 个步骤。筛查主要采用血醛固酮/肾素比值(ARR)。筛查对象为:难治性高血压、高血压合并自发性或利尿药诱发低钾血症;或肾上腺意外瘤;或一级亲属患原醛症、睡眠呼吸暂停低通气综合征、早发高血压或心血管事件家族史(<40 岁)。确诊试验主要有:高钠饮食试验、静脉生理盐水试验、氟氢可的松抑制试验及卡托普利试验。分型诊断方法:包括肾上腺影像学检查和分侧肾上腺静脉取血(AVS)。有手术意愿的适应证者需行 AVS 检查,仅对年龄小于 35 岁具有典型表现(高醛固酮、PRA 受抑、低钾血症、肾上腺单侧占位)的可免于 AVS 检查。

【治疗】　包括外科手术及内科药物治疗。小于 35 岁并单侧腺瘤或大结节(>1 cm)者或经 AVS 确诊单侧优势分泌的腺瘤或结节采取手术治疗。无手术适应证、无手术意愿或不能耐受手术治疗者,采取药物治疗。一线用药为盐皮质激素受体拮抗剂,推荐首选螺内酯。

（六）嗜铬细胞瘤/副神经节瘤

嗜铬细胞瘤是来源于肾上腺髓质或肾上腺外神经链嗜铬细胞的肿瘤，瘤体可分泌过多儿茶酚胺（CA），引起持续性或阵发性高血压和多个器官功能及代谢紊乱，是临床可治愈的一种继发性高血压。

【临床表现】 可为阵发性、持续性或阵发性加重的高血压；高血压发作时常伴头痛、心悸、多汗三联征，可造成严重的心、脑、肾血管损害；大量儿茶酚胺进入血液致高血压危象、低血压休克及严重心律失常等"嗜铬细胞瘤危象"。

【诊断】 儿茶酚胺及其代谢产物的测定是其定性诊断的主要方法，建议增强 CT 作为胸、腹、盆腔病灶，磁共振成像（MRI）作为颅底和颈部病灶首选的定位方法。另外间碘苄胍（MIBG）、F-FDG PET 及生长抑素显像对转移性、肾上腺外的肿瘤可进行功能影像学定位。

【治疗】 手术切除肿瘤是重要的治疗方法。术前可先服用 α 受体阻滞剂。不要在未用 α 受体阻滞剂的情况下使用 β 受体阻滞剂。术后应终生随访。

（七）库欣综合征

库欣综合征（CS）即皮质醇增多症，过高的皮质醇血症可伴发多种并发症，引起向心性肥胖、高血压、糖代谢异常、低钾血症和骨质疏松为典型表现的综合征。

【临床表现】 为向心性肥胖、满月脸、多血质、皮肤紫纹等。

【诊断】 CS 的定性、定位诊断及治疗比较复杂，建议积极与高血压专科或内分泌科的医生沟通、协作。

【治疗】 CS 相关高血压起始治疗首选 ACEI 或 ARB 类降压药物，如果血压仍高于 130/80 mmHg，则根据疾病的严重程度和有无合并低钾血症，选择与盐皮质激素受体拮抗剂或 CCB 联合；如果血压仍高于 130/80 mmHg，可在此基础上加用 α-受体阻滞剂或硝酸制剂，滴定剂量后血压仍不能达标，可再谨慎选用 β 受体阻滞剂和利尿剂。

（八）其他少见的继发性高血压

根据已有的流行病学数据资料,临床上尚可见到一些少见病因导致的血压升高,它们在高血压病因构成中所占比例均小于1%,主要包括甲状腺功能异常、甲状旁腺功能亢进症、肾素瘤等。

（九）药物性高血压

药物性高血压是常规剂量的药物本身或该药物与其他药物之间发生相互作用而引起血压升高,当血压>140/90 mmHg 时即考虑药物性高血压。涉及的药物主要包括:

1. 糖皮质激素和盐皮质激素　如泼尼松、地塞米松、甲基或丙基睾丸素以及甲状腺素等长期大量使用,可使血压升高,甚至导致高血压危象。这主要是由于激素类药物可引起水钠潴留,糖、蛋白质和脂肪代谢紊乱,水钠潴留使肾素-血管紧张素-醛固酮系统(RAAS)系统的升压效应增强,使血管平滑肌对缩血管物质的敏感性提高,促使血压增高。

2. 抗抑郁类的药物　三环类抗抑郁药、单胺氧化酶抑制剂、5-羟色胺及去甲肾上腺素再摄取抑制药均可引起血压升高。单胺氧化酶抑制剂抑制单胺氧化酶活性,使儿茶酚胺类物质和5-羟色胺蓄积,引起血压升高。三环类抗抑郁药物如丙米嗪、阿米替林和多赛平等,属于非选择性单胺摄取抑制剂,主要抑制去甲肾上腺素和5-羟色胺的再摄取,增加突触间隙二者的浓度,产生拟交感效应,使血压升高。

3. 非类固醇类抗炎药物　长期或大量服用布洛芬、吲哚美辛、美洛昔康、保泰松等非甾体类抗炎药,可引起水钠潴留、血容量增加、血压升高,甚至出现高血压危象。目前认为 RAAS 是体内升压系统,而激肽-前列腺素系统是体内降压系统,两者相互制约,共同调节机体的血压平衡。当长期大量应用此类药物时,由于抑制环氧化酶,导致前列环素、前列腺素等合成受阻,引起血管收缩,人体血压平衡失调,从而引起血压升高。同时该类药物还可拮抗β受体阻断剂、利尿剂、RAAS 系统阻滞药的降压作用,导致高血压患者降压疗效变差。

4. 女性避孕药　女性长期服用避孕药物,可以引起血压升高。

5. 促红细胞生成素　肾性贫血的患者有不少在使用该类药物,促红细胞生成素时间用久了也可以使血压升高。

6. 减轻鼻充血剂　盐酸麻黄碱、伪麻黄碱、萘甲唑啉、羟甲唑啉、抗感冒药(新康泰克等含伪麻黄碱),可促使鼻黏膜血管收缩,缓解鼻塞,但在滴鼻时过量,易发生心动过速、血压升高,甚至出血。

7. 免疫抑制剂　环孢素、左旋咪唑等可致血压短暂升高,发生机制主要与水钠潴留、交感神经的兴奋性增强有关。甘草及其衍生物有类皮质激素作用而引起血压升高。

8. 拟交感胺类药　如肾上腺素、去甲肾上腺素、多巴胺等使心肌收缩力增强,心率加快,心排血量增加,血管收缩,外周阻力增高。此外还可激活RAAS系统,促使肾素释放。

9. 中草药类　如甘草,长期服用甘草类的制剂,也可以使血压升高。

10. 其他　比如卡马西平、山莨菪碱、纳洛酮、两性霉素。原则上,一旦确诊高血压与用药有关,应该尽量停用这类药物,换用其他药物或者采取降压药物治疗。

(十)单基因遗传性高血压

单基因遗传性高血压的突变大部分与肾脏肾单位离子转运蛋白或 RAS 组分发生基因突变所致功能异常相关,主要分为以下几类:①基因突变直接影响肾小管离子通道转运系统相关蛋白功能:包括 Liddle 综合征、Gordon 综合征、拟盐皮质激素增多症、盐皮质类固醇受体突变导致妊娠加重的高血压等;②基因突变导致肾上腺类固醇合成异常:包括家族性醛固酮增多症 Ⅰ、Ⅱ、Ⅲ型、先天性肾上腺皮质增生症(11 - β 羟化酶缺乏症、17α - 羟化酶/17,20 裂解酶缺乏症)、家族性糖皮质激素抵抗;③以嗜铬细胞瘤等为代表的各种神经内分泌肿瘤、高血压伴短指畸形、多发性内分泌肿瘤(MEN)等。

第四节　高血压的非药物疗法

生活方式干预对任何时期的高血压患者(包括正常高值者和需要药物治疗的高血压患者)都是合理、有效的治疗,对降低血压和心血管危险的作用肯定。生活方式干预措施包括以下几部分内容。

一、减少钠盐摄入,增加钾摄入

钠盐可显著升高血压以及增加高血压的发病风险,适度减少钠盐摄入可有效降低血压。钠盐摄入过多和(或)钾摄入不足,以及钾钠摄入比值较低是我国高血压发病的重要危险因素。我国居民的膳食中75.8%的钠来自家庭烹饪用盐,其次为高盐调味品。随着饮食模式的改变,加工食品中的钠盐也将成为重要的钠盐摄入途径。为了预防高血压和降低高血压患者的血压,钠的摄入量减少至 2 400 mg/d(6 g 氯化钠)。所有高血压患者均应采取各种措施,限制钠盐摄入量。主要措施包括:①减少烹调用盐及含钠高的调味品(包括味精、酱油);②避免或减少食用含钠盐量较高的各类加工食品,如咸菜、火腿、香肠、各类炒货和腌制品;③建议在烹调时尽可能使用定量盐勺,以起到警示的作用;④增加膳食中蔬菜和水果的摄入量。

增加膳食中钾的摄入量可降低血压。主要措施为:①增加富钾食物(豆类、冬菇、黑枣、杏仁、核桃、花生、土豆、竹笋、瘦肉、鱼、禽肉类,根茎类蔬菜如苋菜、油菜及大葱等,水果如香蕉、枣、桃、橙子、橘子等富含钾)的摄入量;②肾功能良好者可选择低钠富钾替代盐。不建议服用钾补充剂(包括药物)来降低血压。肾功能不全者补钾前应咨询医生(定期监测电解质的变化)。

二、合理膳食

合理膳食模式可降低人群高血压、心血管疾病的发病风险。建议高血压患者和有进展为高血压风险的正常血压者,饮食以水果、蔬菜、低脂奶制品、富含食用纤维的全谷物、植物来源的蛋白质为主,减少饱和脂肪和胆固醇摄入。美国一项大型高血压防治计划(Dietary Approaches to Stop Hypertension,DASH)提出高血压患者应饮食富含新鲜蔬菜、水果、低脂(或脱脂)乳制品、禽肉、鱼、大豆和坚果,少糖、含糖饮料和红肉,其饱和脂肪和胆固醇水平低,富含钾、镁、钙等微量元素、优质蛋白质和纤维素。在高血压患者中,DASH 饮食可分别降低收缩压 11.4 mmHg,舒张压 5.5 mmHg,一般人群可降低收缩压 6.74 mmHg,舒张压 3.54 mmHg,高血压患者控制热量摄入,血压降幅更大。依从 DASH 饮食能够有效降低冠心病和脑卒中风险。

三、控制体重

推荐将体重维持在健康范围内(BMI:18.5 ~ 23.9 kg/m^2,男性腰围<90 cm,女性<85 cm),建议所有超重和肥胖患者减重。控制体重最有效的方式包括控制能量摄入、增加体力活动和行为干预。在膳食平衡基础上减少每天总热量摄入,控制高热量食物(高脂肪食物、含糖饮料和酒类等)的摄入,适当控制碳水化合物的摄入;提倡进行规律的中等强度的有氧运动、减少久坐时间。此外,行为疗法,如建立节食意识、制订用餐计划、记录摄入食物种类和重量、计算热量等,对减轻体重有一定帮助。对于综合生活方式干预减重效果不理想者,推荐使用药物治疗或手术治疗。对特殊人群,如哺乳期妇女和老年人,应视具体情况采用个体化减重措施。减重计划应长期坚持,速度因人而异,不可急于求成。建议将目标定为一年内体重减少初始体重的 5% ~ 10%。

四、不吸烟

吸烟是一种不健康行为,是心血管病和癌症的主要危险因素之一。被动吸烟显著增加心血管疾病风险。戒烟虽不能降低血压,但戒烟可降低心血管疾病风险。因此,医师应强烈建议并督促高血压患者戒烟。询问每位患者每天吸烟数量及吸烟习惯等,并应用清晰、强烈、个性化方式建议其戒烟;评估吸烟者的戒烟意愿后,帮助吸烟者在 1～2 周的准备期后采用"突然停止法"开始戒烟;指导患者应用戒烟药物对抗戒断症状,如尼古丁贴片、尼古丁咀嚼胶(非处方药)、盐酸安非他酮缓释片和伐尼克兰;对戒烟成功者进行随访和监督,避免复吸。

五、限制饮酒

过量饮酒显著增加高血压的发病风险,且其风险随着饮酒量的增加而增加,限制饮酒可使血压降低。建议高血压患者不饮酒。如饮酒,则应少量并选择低度酒,避免饮用高度烈性酒。每天酒精摄入量男性不超过 25 g,女性不超过 15 g;每周酒精摄入量男性不超过 140 g,女性不超过 80 g。白酒、葡萄酒、啤酒摄入量分别少于 50 mL、100 mL、300 mL。

六、增加有氧运动

有氧运动可以改善血压水平。有氧运动平均降低收缩压 3.84 mmHg,舒张压 2.58 mmHg。队列研究发现,高血压患者定期锻炼可降低心血管死亡和全因死亡风险。因此,建议非高血压人群(为降低高血压发生风险)或高血压患者(为了降低血压),除日常生活的活动外,每周 4～7 d,每天累计 30～60 min 的中等强度运动(如步行、快走、慢跑、竞走、滑冰、长距离游泳、骑自行车、打太极拳、跳健身舞、跳绳/做韵律操,球类运动如篮球、足球等)。运动形式可采取有氧、阻抗和伸展等,以有氧运动为主,无氧运动作为补充。运动强度须因人而异,常用运动时最大心率来评估运动强度,中等强度运动为能达到最大心率[最大心率(次/min) = 220 - 年龄]的 60%～70% 的运动。高危患者运动前需进行评估。

具体非药物疗法治疗措施及效果可参考表 3。

表3 高血压非药物疗法措施及效果

内容	目标	手段措施	收缩压下降范围
减少钠盐摄入	每人每天食盐量逐步降至6 g	日常生活中食盐主要用烹饪用盐,应尽量少用腌制、卤制、泡制的食品 建议在烹调时尽可能用量具(如盐勺)称量加用的食盐 适当用替代产品,如代用盐、食醋等	2～8 mmHg
规律运动	强度:中等量;每周4～7次;每次持续30 min 左右	运动的形式可以根据自己的爱好灵活选择,步行、快走、慢跑、游泳、气功、太极拳等均可 应注意量力而行,循序渐进。运动的强度可通过心率来反映,可参考脉率公式 目标对象为没有严重心血管病的患者	4～9 mmHg
合理膳食	营养均衡	食用油:包括植物油(素油)每人<0.5两/d 少吃或不吃肥肉和动物内脏 其他动物性食品每天不超过1～2两 多吃蔬菜,每天400～500 g,水果100 g 每人每周可吃蛋类5个 适量豆制品或鱼类;奶类每天250 g	8～14 mmHg
控制体重	BMI<24 kg/m²;腰围:男性<90 cm;女性<85 cm	减少总的食物热量摄入量 增加足够的活动量 肥胖者若非药物治疗效果不理想,可辅助用减肥药物	5～20 mmHg/减重10 kg
戒烟	彻底戒烟;避免被动吸烟	宣传吸烟危害与戒烟的益处 为有意戒烟者提供戒烟帮助:一般推荐采用突然戒烟法,在戒烟日完全戒烟 公共场所禁烟;避免被动吸烟	—

续表3

内容	目标	手段措施	收缩压下降范围
限制饮酒	每天白酒<1两、葡萄酒<2两、啤酒<5两	宣传过量饮酒的危害;过量饮酒易患高血压 高血压患者不提倡饮酒;如饮酒,则少量酗酒者逐渐减量;酒瘾严重者,可借助药物	2~4 mmHg

七、减轻精神压力,保持心理平衡

心理或精神压力引起心理应激(反应),即人体对环境中心理和生理因素的刺激做出的反应。长期、过量的心理反应,尤其是负性的心理反应会显著增加心血管风险。精神紧张可激活交感神经从而使血压升高。精神压力增加的主要原因包括过度的工作和生活压力以及病态心理,包括抑郁症、焦虑症、A型性格、社会孤立和缺乏社会支持等。医生应该对高血压患者进行压力管理,指导患者进行个体化认知行为干预。必要情况下采取心理治疗联合药物治疗缓解焦虑和精神压力,主要适用于焦虑障碍的药物包括苯二氮类(阿普唑仑、劳拉西泮)和选择性5-羟色胺1A受体激动剂(丁螺环酮、坦度螺酮)。也可建议患者到专业医疗机构就诊,避免由于精神压力导致的血压波动。

第五节　常用的降压药物

常用降压药物包括钙通道阻滞剂(CCB)、血管紧张素转化酶抑制剂(ACEI)、血管紧张素受体拮抗剂(ARB)、利尿剂和β受体阻滞剂5类一线降压药物,还有α受体阻滞剂,以及由上述药物组成的固定配比的复方制剂。

一、钙通道阻滞剂

钙通道阻滞剂主要通过阻断血管平滑肌细胞上的钙离子通道发挥扩张血管降低血压的作用。包括二氢吡啶类 CCB 和非二氢吡啶类 CCB。我国以往完成的较大样本的降压治疗临床试验多以二氢吡啶类 CCB 为研究用药,并证实以二氢吡啶类 CCB 为基础的降压治疗方案可显著降低高血压患者脑卒中风险。二氢吡啶类 CCB 可与其他 4 类药联合应用,尤其适用于老年高血压、单纯收缩期高血压、伴稳定性心绞痛、冠状动脉或颈动脉粥样硬化及周围血管病患者。常见不良反应包括反射性交感神经激活导致心跳加快、面部潮红、脚踝部水肿、牙龈增生等。二氢吡啶类 CCB 没有绝对禁忌证,但心动过速与心力衰竭患者应慎用。急性冠状动脉综合征患者一般不推荐使用短效硝苯地平。临床上常用的非二氢吡啶类 CCB,也可用于降压治疗,常见不良反应包括抑制心脏收缩功能和传导功能,二度至三度房室传导阻滞;心力衰竭患者禁忌使用,有时也会出现牙龈增生。因此,在使用非二氢吡啶类 CCB 前应详细询问病史,进行心电图检查,并在用药 2~6 周内复查。代表药:二氢吡啶类 CCB 药物(硝苯地平、硝苯地平缓释片、硝苯地平控释片、氨氯地平、左旋氨氯地平、非洛地平缓释片、拉西地平、尼群地平、贝尼地平、乐卡地平、西尼地平等);非二氢吡啶类 CCB 药物(维拉帕米、维拉帕米缓释片、地尔硫卓胶囊等)。

二、血管紧张素转化酶抑制剂

血管紧张素转化酶抑制剂作用机制是抑制血管紧张素转换酶,阻断肾素血管紧张素Ⅱ的生成,抑制激肽酶的降解而发挥降压作用。在欧美国家人群中进行了大量的大规模临床试验,结果显示此类药物对于高血压患者具有良好的靶器官保护和心血管终点事件预防作用。ACEI 降压作用明确,对糖脂代谢无不良影响,限盐或加用利尿剂可增加 ACEI 的降压效应,尤其适用于伴慢性心力衰竭、心肌梗死后心功能不全、心房颤动预防、糖尿病肾病、非糖尿病肾病、代谢综合征、蛋白尿或微量白蛋白尿患者。最常见不良反应为干咳，多见于用药初期，症状较轻者可坚持服药，不能耐受者可改用 ARB。其他不良反应有低血压、皮疹，偶见血管神经性水肿及味觉障碍。长期应用有可能导致血钾升高，应定期监测血钾和血肌酐水平。禁忌证为双侧肾动脉狭窄、高钾血症及妊娠妇女。代表药：短效类有卡托普利，这是最早使用的 ACEI 类药物。中长效类有西拉普利、赖诺普利、咪达普利、依那普利、雷米普利、培哚普利、福辛普利等，药物降压作用可维持 24 h 左右。

三、血管紧张素受体拮抗剂

血管紧张素受体拮抗剂作用机制是阻断血管紧张素Ⅱ1 型受体而发挥降压作用。ARB 可降低患者心血管并发症的发生率和高血压患者心血管事件风险，降低糖尿病或肾病患者的蛋白尿及微量白蛋白尿。ARB 尤其适用于伴左心室肥厚、心力衰竭、糖尿病肾病、冠心病、代谢综合征、微量白蛋白尿或蛋白尿患者以及不能耐受 ACEI 的患者，并可预防心房颤动。不良反应少见，偶有腹泻，长期应用可升高血钾，应注意监测血钾及肌酐水平变化。双侧肾动脉狭窄、妊娠妇女、高钾血症者禁用。代表药：氯沙坦、缬沙坦、厄贝沙坦、替米沙坦、坎地沙坦、奥美沙坦等。

四、利尿剂

利尿剂主要通过利钠排尿、降低容量负荷而发挥降压作用。①噻嗪类：主要作用在肾脏的远曲小管，抑制钠的重吸收，这样钠被排出去了，水也就跟着排出去了。副作用为肾损害，所以有肾脏疾病的患者不宜使用。此外还会导致低钾低钠血症，低血压，血液抑制。②髓袢利尿类：主要药物是呋塞米，在髓袢抑制钠重吸收。可引起低钠低钾，胃肠道不适，低血压，血液抑制，还有个很重要的副作用是耳毒性。③保钾利尿类：大部分的利尿剂都排钾，只有几种利尿剂是保钾的。最常见的就是螺内酯类的保钾利尿剂。这一类药主要的副作用是高钾血症，血液抑制，使用时低钾饮食。用于控制血压的利尿剂主要是噻嗪类利尿剂,在我国常用的噻嗪类利尿剂主要是氢氯噻嗪和吲达帕胺。PATS 研究证实吲达帕胺治疗可明显减少脑卒中再发风险。小剂量噻嗪类利尿剂(如氢氯噻嗪 6.25 ~ 25.00 mg)对代谢影响很小,与其他降压药(尤其 ACEI 或 ARB)合用可显著增加后者的降压作用。此类药物尤其适用于老年高血压、单纯收缩期高血压或伴心力衰竭患者,也是难治性高血压的基础药物之一。其不良反应与剂量密切相关,故通常应采用小剂量。噻嗪类利尿剂可引起低血钾,长期应用者应定期监测血钾,并适量补钾,痛风者禁用。对高尿酸血症以及明显肾功能不全者慎用,后者如需使用利尿剂,应使用襻利尿剂,如呋塞米等。保钾利尿剂如阿米洛利、醛固酮受体拮抗剂如螺内酯等也可用于控制难治性高血压。在利钠排尿的同时不增加钾的排出,与其他具有保钾作用的降压药如 ACEI 或 ARB 合用时需注意发生高钾血症的危险。螺内酯长期应用有可能导致男性乳房发育等不良反应。代表药:噻嗪类利尿剂(氢氯噻嗪,氯噻酮,吲达帕胺,吲达帕胺缓释片等);襻利尿剂(呋塞米,托拉塞米);保钾利尿剂(阿米洛利,氨苯蝶啶);醛固酮受体拮抗剂(螺内酯,依普利酮)。

五、β 受体阻滞剂

β 受体阻滞剂主要通过抑制过度激活的交感神经活性、抑制心肌收缩力、减慢心率发挥降压作用。高选择性 β_1 受体阻滞剂对 β_1 受体有较高选择性,因阻断 β_2 受体而产生的不良反应较少,既可降低血压,也可保护靶器官、降低心血管事件风险。β 受体阻滞剂尤其适用于伴快速性心律失常、冠心病、慢性心力衰竭、交感神经活性增高以及高动力状态的高血压患者。常见的不良反应有疲乏、肢体冷感、激动不安、胃肠不适等,还可能影响糖、脂代谢。二/三度房室传导阻滞、哮喘患者禁用。慢性阻塞性肺疾病、运动员、周围血管病或糖耐量异常者慎用。糖脂代谢异常时一般不首选 β 受体阻滞剂,必要时也可慎重选用高选择性 β_1 受体阻滞剂。长期应用者突然停药可发生反跳现象,即原有的症状加重或出现新的表现,较常见有血压反跳性升高,伴头痛、焦虑等,称之为撤药综合征。代表药:β 受体阻滞剂(比索洛尔、

美托洛尔平片、美托洛尔缓释片、阿替洛尔、普萘洛尔等),α、β 受体阻滞剂
(拉贝洛尔、卡维地洛、阿罗洛尔)。

六、α 受体阻滞剂

α 受体阻滞剂不作为高血压治疗的首选药,适用于高血压伴前列腺增生
患者,也用于难治性高血压患者的治疗。开始给药应在入睡前,以预防体位
性低血压发生,使用中注意测量坐、立位血压,最好使用控释制剂。体位性
低血压者禁用。心力衰竭者慎用。代表药:α 受体阻滞剂(多沙唑嗪、哌唑
嗪、特拉唑嗪)。

七、肾素抑制剂

肾素抑制剂作用机制是直接抑制肾素,继而减少血管紧张素 Ⅱ 的产
生,可显著降低高血压患者的血压水平。其他作用也可能有助于降低血压
和保护组织,如降低血浆肾素活性、阻断肾素/肾素原受体、减少细胞内血管
紧张素 Ⅱ 的产生。这类药物耐受性良好。最常见的不良反应为皮疹,腹泻。
代表药:阿利吉仑。

八、传统的单片复方制剂

传统的单片复方制剂(SPC)是常用的一组高血压联合治疗药物。通常
由不同作用机制的两种或两种以上的降压药组成。与随机组方的降压联合
治疗相比,其优点是使用方便,可改善治疗的依从性及疗效,是联合治疗的
新趋势。应用时注意其相应组成成分的禁忌证或可能的不良反应。我国传
统的单片复方制剂:包括复方利血平(复方降压片)、复方利血平氨苯蝶啶
片、珍菊降压片等,以当时常用的利血平、氢氯噻嗪、盐酸双屈嗪或可乐定为
主要成分。此类复方制剂目前仍在基层较广泛使用,尤以长效的复方利血
平氨苯蝶啶片为著。

九、新型的单片复方制剂

一般由不同作用机制的两种药物组成,多数每天口服 1 次,使用方便,可改善依从性。单片复方制剂(SPC)相对于自由联合用药/单一用药有诸多优势,如以下几点:①降压达标率高;②由于服药数量和次数少,可减少漏服现象;③依从性明显优于自由联合用药;④有利于减少药物不良反应;⑤提高患者耐受性;⑥SPC 的降压效果优于单药或者自由联合用药;⑦SPC 降低了药物成本,减轻了患者经济负担。

目前我国上市的新型的单片复方制剂主要包括:ACEI+噻嗪类利尿剂,ARB+噻嗪类利尿剂;二氢吡啶类 CCB+ARB,二氢吡啶类 CCB+ACEI,二氢吡啶类 CCB+β 受体阻滞剂,噻嗪类利尿剂+保钾利尿剂等。代表药:氯沙坦钾/氢氯噻嗪:氯沙坦钾 50 mg/氢氯噻嗪 12.5 mg、氯沙坦钾 100 mg/氢氯噻嗪 12.5 mg、氯沙坦钾 100 mg/氢氯噻嗪 25 mg;缬沙坦/氢氯噻嗪:缬沙坦 80 mg/氢氯噻嗪 12.5 mg;厄贝沙坦/氢氯噻嗪:厄贝沙坦 150 mg/氢氯噻嗪 12.5 mg;替米沙坦/氢氯噻嗪:替米沙坦 40 mg/氢氯噻嗪 12.5 mg、替米沙坦 80 mg/氢氯噻嗪 12.5 mg 1 片;奥美沙坦/氢氯噻嗪:奥美沙坦 20 mg/氢氯噻嗪 12.5 mg;卡托普利/氢氯噻嗪:卡托普利 10 mg/氢氯噻嗪 6 mg;赖诺普利/氢氯噻嗪片:赖诺普利 10 mg/氢氯噻嗪 12.5 mg;复方依那普利片:依那普利 5 mg/氢氯噻嗪 12.5 mg;贝那普利/氢氯噻嗪:贝那普利 10 mg/氢氯噻嗪 12.5 mg;培哚普利/吲达帕胺:培哚普利 4 mg/吲达帕胺 1.25 mg;培哚普利/氨氯地平:精氨酸培哚普利 10 mg/苯磺酸氨氯地平 5 mg;氨氯地平/缬沙坦:氨氯地平 5 mg/缬沙坦 80 mg;氨氯地平/替米沙坦:氨氯地平 5 mg/替米沙坦 80 mg;氨氯地平/贝那普利:氨氯地平 5 mg/贝那普利 10 mg;氨氯地平 2.5 mg/贝那普利 10 mg;复方阿米洛利:阿米洛利 2.5 mg/氢氯噻嗪 25 mg;尼群地平/阿替洛尔:尼群地平 10 mg/阿替洛尔 20 mg、尼群地平 5 mg/阿替洛尔 10 mg;复方利血平片:利血平 0.032 mg/氢氯噻嗪 3.1 mg/双肼屈嗪 4.2 mg/异丙嗪 2.1 mg;复方利血平氨苯蝶啶片:利血平 0.1 mg/氨苯蝶啶 12.5 mg/氢氯噻嗪 12.5 mg/双肼屈嗪 12.5 mg;珍菊降压片:可乐定

0.03 mg/氢氯噻嗪 5 mg；依那普利/叶酸片：依那普利 10 mg/叶酸 0.8 mg；氨氯地平/阿托伐他汀：氨氯地平 5 mg/阿托伐他汀 10 mg；坎地沙坦酯/氢氯噻嗪：坎地沙坦酯 16 mg/氢氯噻嗪 12.5 mg 等。

常用的各种降压药详见表4。

表4 常用的各种降压药

类型	口服降压药物	每天剂量/mg（起始剂量～足量）	每天服药次数	主要不良反应
钙通道阻滞剂	二氢吡啶类CCB			踝部水肿,头痛,潮红
	硝苯地平	10～30	2～3	
	硝苯地平缓释片	10～80	2	
	硝苯地平控释片	30～60	1	
	氨氯地平	2.5～10	1	
	左氨氯地平	2.5～5	1	
	非洛地平	2.5～10	2	
	非洛地平缓释片	2.5～10	1	
	拉西地平	4～8	1	
	尼卡地平	40～80	2	
	尼群地平	20～60	2～3	
	贝尼地平	4～8	1	
	乐卡地平	10～20	1	
	马尼地平	5～20	1	
	西尼地平	5～10	1	
	巴尼地平	10～15	1	
	非二氢吡啶类CCB			房室传导阻滞,心功能抑制
	维拉帕米	80～480	2～3	
	维拉帕米缓释片	120～480	1～2	
	地尔硫草胶囊	90～360	1～2	

续表4

类型	口服降压药物	每天剂量/mg（起始剂量～足量）	每天服药次数	主要不良反应
利尿剂	噻嗪类利尿剂			低血钾,低血钠,血尿酸升高
	氢氯噻嗪	6.25～25	1	
	氯噻酮	12.5～25	1	
	吲达帕胺	0.625～2.5	1	
	吲达帕胺缓释片	1.5	1	
	袢利尿剂			低血钾
	呋塞米	20～80	1～2	
	托拉塞米	5～10	1	
	保钾利尿剂			高血钾
	阿米洛利	5～10	1～2	
	氨苯蝶啶	25～100	1～2	
	醛固酮受体拮抗剂			高血钾
	螺内酯	20～60	1～3	
	依普利酮	50～100	1～2	
β受体阻滞剂	β受体阻滞剂			支气管痉挛,心功能抑制
	比索洛尔	2.5～10	1	
	美托洛尔平片	50～100	2	
	美托洛尔缓释片	47.5～190	1	
	阿替洛尔	12.5～50	1～2	
	普萘洛尔	20～90	2～3	
	倍他洛尔	5～20	1	
α、β受体阻滞剂	α、β受体阻滞剂			体位性低血压,支气管痉挛
	拉贝洛尔	200～600	2	
	卡维地洛	12.5～50	2	
	阿罗洛尔	10～20	1～2	

续表4

类型	口服降压药物	每天剂量/mg（起始剂量～足量）	每天服药次数	主要不良反应
血管紧张素转换酶抑制剂	血管紧张素转换酶抑制剂			咳嗽,高血钾,血管神经性水肿
	卡托普利	25～300	2～3	
	依那普利	2.5～40	2	
	贝那普利	5～40	1～2	
	赖诺普利	2.5～40	1	
	雷米普利	1.25～20	1	
	福辛普利	10～40	1	
	西拉普利	1.25～5	1	
	培垛普利	4～8	1	
	咪哒普利	2.5～10	1	
血管紧张素Ⅱ受体拮抗剂	血管紧张素Ⅱ受体拮抗剂			高血钾,血管神经性水肿（罕见）
	氯沙坦	25～100	1	
	缬沙坦	80～160	1	
	厄贝沙坦	150～300	1	
	替米沙坦	20～80	1	
	坎地沙坦	4～32	1	
	奥美沙坦	20～40	1	
	阿利沙坦酯	240	1	
α受体阻滞剂	α受体阻滞剂			体位性低血压
	多沙唑嗪	1～16	1	
	哌唑嗪	1～10	2～3	
	特拉唑嗪	1～20	1～2	

续表4

类型	口服降压药物	每天剂量/mg（起始剂量～足量）	每天服药次数	主要不良反应
中枢作用药物	中枢作用药物			
中枢作用药物	利血平	0.05～0.25	1	鼻充血，抑郁，心动过缓，消化性溃疡
中枢作用药物	可乐定	0.1～0.8	2～3	低血压，口干，嗜睡
中枢作用药物	可乐定贴片	0.25	1/周	皮肤过敏
中枢作用药物	甲基多巴	250～1000	2～3	肝功能损害，免疫失调
直接血管扩张药	直接血管扩张药			
直接血管扩张药	米诺地尔[a]	5～100	1	多毛症
直接血管扩张药	肼屈嗪[b]	25～100	2	狼疮综合征
肾素抑制剂	肾素抑制剂			
肾素抑制剂	阿利吉仑	150～300	1	腹泻，高血钾

注　a.欧美国家上市,中国未上市;b.中国已批准注册

第六节　如何选择降压药物

常用的五大类降压药物均可作为初始治疗用药,应结合个体化情况制订个体化的治疗方案。

一、选择降压药的原则

1.起始剂量　一般患者采用常规剂量;老年人及高龄老年人初始治疗时通常应采用较小的有效治疗剂量。根据需要,可考虑逐渐增加至足剂量。

2.长效降压药物　优先使用长效降压药物,以有效控制24 h血压,更有效预防心脑血管并发症发生。如使用中、短效制剂,则需每天2～3次给药,以达到平稳控制血压。

3. 联合治疗　对血压≥160/100 mmHg、高于目标血压 20/10 mmHg 的高危患者,或单药治疗未达标的高血压患者应进行联合降压治疗,包括自由联合或单片复方制剂。对血压≥140/90 mmHg 的患者,也可起始小剂量联合治疗。

4. 个体化治疗　根据患者并发症的不同和药物疗效及耐受性,以及患者个人意愿或长期承受能力,选择适合患者个体的降压药物。

5. 药物经济学　高血压是终生治疗,需要考虑成本和经济效益。

二、使用降压药物的时机

1. 对于伴有心脑血管疾病、肾病、糖尿病等的 1 级高血压(血压为 140 ~ 159/90 ~ 99 mmHg)患者,应在确诊后给予降压药物治疗。

2. 对于 2 级高血压(血压≥160/100 mmHg)患者,应给予降压药物治疗。

3. 对于不伴有心脑血管疾病、肾病、糖尿病的低至中危的 1 级高血压患者,先给予 3 ~ 6 个月生活方式干预,若血压仍未控制良好,应给予降压药物治疗。

4. 对于高血压前期患者可以采用生活方式干预和纯中医的治疗方式(中医药辨证施治汤剂、配合中医外治手段如穴位埋线、穴位贴敷、耳穴压豆等方法)。

三、血压控制目标

应尽可能在 3 个月内达到降压目标。

1. 年龄<65 岁　目标血压<130/80 mmHg,但应>120/70 mmHg。

2. 年龄≥65 岁　目标血压<140/90 mmHg,应根据患者个体情况设定个体化血压目标值。

四、降压方案

1. 对于低危的 1 级高血压、高龄(≥80 岁)或身体虚弱患者,可单药治疗。

2. 若不符合上述单药治疗条件,可按照下列步骤选择降压治疗方案:①两种药物小剂量联合治疗(最大推荐剂量的1/2),优选 RAAS 阻滞剂+CCB;②两种药物全剂量联合治疗;③三药联合治疗,优选 RAAS 阻滞剂+CCB+利尿剂;④三药联合+螺内酯或其他药物。

五、高血压并发症用药

(一)高血压合并冠心病

1. 血压≥140/90 mmHg 应进行降压治疗　目标血压值<130/80 mmHg(老年患者目标血压值<140/80 mmHg)。

2. 伴稳定性心绞痛的高血压治疗

(1)β 受体阻滞剂　是治疗稳定性冠心病的基石,并可降低血压,降低病死率。糖尿病并非应用 β 受体阻滞剂的禁忌证,但患者需了解到,此药的应用有可能掩盖低血糖的肾上腺素能兴奋的症状。

(2)其他药物　如有 β 受体阻滞剂使用的禁忌证,可代之以二氢吡啶类钙通道阻滞剂,尤其长效作用的制剂(如氨氯地平、非洛地平、硝苯地平控释或缓释制剂)或长效作用的非二氢吡啶类制剂(如维拉帕米或地尔硫草),这些药物同样对高血压伴心绞痛患者很有效。β 受体阻滞剂和二氢吡啶类钙通道阻滞剂合用可增加抗心绞痛的疗效。但和维拉帕米、地尔硫卓合用,则有可能增加严重心动过缓或心脏传导阻滞的危险性。其他可应用的药物还有 ACEI 或 ARB 和噻嗪类利尿剂。

3. 伴不稳定性心绞痛和非 ST 段抬高心肌梗死的高血压　常需采用综合性治疗方案,包括卧床休息、持续心电监护、氧疗、静脉给予硝酸酯类药物、应用吗啡,以及 β 受体阻滞剂或其替代药物非二氢吡啶类钙通道阻滞剂(如维拉帕米、地尔硫卓)。β 受体阻滞剂或非二氢吡啶类钙通道阻滞剂均应在无禁忌证,且无低血压或心力衰竭状况下应用。伴前壁心肌梗死、糖尿病、未控制的高血压,或左室收缩功能障碍的患者应加用 ACEI。利尿剂对于长期的血压控制，尤其患者伴容量超负荷，往往也是必需的。HOPE ONTARGET 等研究表明，ARB 或 ACEI 治疗心血管高危患者（冠心病，脑卒中，周围血管病，糖尿病），可降低心血管事件风险。

4. 伴 ST 段抬高心肌梗死的高血压　此类患者的治疗与上述的不稳定性心绞痛或非 ST 段抬高心肌梗死相似，不过，溶栓治疗、直接 PCI，以及控制心律失常等治疗可能更重要，更具紧迫性。降压药物 β 受体阻滞剂和 ACEI 适用于所有没有禁忌证的患者。血流动力学稳定（无低血压、心力衰竭或心源性休克）的患者可以立即开始应用 β 受体阻滞剂，建议口服应用。只有在患者伴严重高血压或心肌梗死后心绞痛，且其他药物无效时，方考虑应用静脉短效的 $β_1$ 选择性阻滞剂。急性期以后的患者仍应继续使用口服 β 受体阻滞剂作为冠心病的二级预防。早期应用 ACEI 可显著降低发病率和病死率，尤其适用于前壁心肌梗死、伴持久性高血压、左室功能障碍或糖尿病患者。钙通道阻滞剂一般不宜使用，除非患者有应用 β 受体阻滞剂的禁忌证，或伴严重的梗死后心绞痛、室上性心动过速等且应用其他药物未能有效控制者，或者用于辅助性进一步降低血压的治疗。

（二）高血压合并脑卒中

1. 血压 ≥140/90 mmHg 应进行降压治疗，目标血压值<130/80 mmHg（老年患者目标血压值<140/80 mmHg）。

2. 病情稳定的脑卒中患者　常用的 5 种降压药物包括利尿剂、钙通道阻滞剂、ACEI、ARB 及 β 受体阻滞剂，均能通过降压而发挥预防脑卒中或 TIA 作用。利尿剂及某些降压药物可能效果更好些，可选择单药或联合用药。对缺血性或出血性卒中、男性或女性、任何年龄的患者均应给予降压治疗。但对老年尤其是高龄患者、双侧颈动脉或颅内动脉严重狭窄患者、严重体位性低血压患者应谨慎降压治疗。降压药从小剂量开始，密切观察血压水平与不良反应，根据患者耐受性调整降压药及其剂量。如出现头晕等明显不良反应者，应减少剂量或停用降压药，尽可能将血压控制在安全范围（160/100 mmHg以内）。同时综合干预有关危险因素及处理并存的临床疾患，如抗血小板治疗、调脂治疗、降糖治疗、心律失常处理等。

3. 急性缺血性卒中溶栓前血压应控制在<185/110 mmHg。急性缺血性卒中发病 24 h 内血压升高的患者应谨慎处理,除非收缩压≥180 mmHg 或舒张压≥100 mmHg,或伴有严重心功能不全、主动脉夹层、高血压脑病者,一般不予降压,降压的合理目标是 24 h 内血压降低约 15%。有高血压病史且正在服用降压药物者,如神经功能平稳,可于卒中后 24 h 开始使用降压药物。急性脑出血患者,如果收缩压>200 mmHg 或平均动脉压>150 mmHg,要考虑用持续静脉滴注积极降低血压,血压的监测频率为每 5 min 1 次。如果收缩压>180 mmHg 或平均动脉压>130 mmHg,并有疑似颅内压升高的证据者,要考虑监测颅内压,用间断或持续的静脉给药降低血压;如没有疑似颅内压升高的证据,则考虑用间断或持续的静脉给药轻度降低血压(如平均动脉压110 mmHg 或目标血压为 160/90 mmHg),密切观察病情变化。

(三)高血压合并心力衰竭

1. 血压≥140/90 mmHg 应进行降压治疗,目标血压值<130/80 mmHg(但应>120/70 mmHg)。

2. 一线治疗推荐阻断 RAAS 药物如 ACEI 或 ARB、醛固酮受体阻滞剂(螺内酯、依普利酮),以及交感神经系统阻滞剂及 β 受体阻滞剂等。上述几类降压药物对患者的长期临床结局有益,即可降低病死率和改善预后。这些药物形成了此类患者抗高血压治疗方案的主要成分。高血压伴心力衰竭患者通常需合用 2 种或 3 种降压药物。在应用利尿剂消除体内过多滞留的液体,使患者处于"干重"状态后,β 受体阻滞剂加 ACEI 或 ARB 可发挥协同的有益作用,称之为优化的组合。此种组合既为抗心力衰竭治疗所必须,又可发挥良好的降压作用。RAAS 阻滞剂和 β 受体阻滞剂均应从极小剂量起始,约为通常降压治疗剂量的 1/8 ~ 1/4,且应缓慢地增加剂量,直至达到抗心力衰竭治疗所需要的目标剂量或最大耐受剂量。此种最终应用的剂量往往会显著高于高血压治疗中的剂量,这在一系列心力衰竭临床试验中已得到证实。

3. 血管紧张素受体脑啡肽酶抑制剂(沙库巴曲缬沙坦片)可替代 RAAS 阻滞剂用于射血分数减低的心力衰竭合并高血压患者的治疗。

（四）高血压合并 CKD

1. 血压 ≥ 140/90 mmHg 应进行降压治疗，目标血压值 < 130/80 mmHg（老年患者目标血压值 < 140/90 mmHg）。

2. 一线治疗推荐 RAAS 阻滞剂，ACEI 或 ARB 既有降压又有降低蛋白尿的作用，因此，对于高血压伴肾脏疾病患者，尤其有蛋白尿患者，应作为首选；而这两类药物联合对于减少蛋白尿可能有益，但尚缺乏更多循证依据。如不能达标可加用长效钙通道阻滞剂和利尿剂。若肾功能显著受损如血肌酐水平 > 3 mg/dL，或肾小球滤过率低于 30 mL/min 或有大量蛋白尿，此时宜首先用二氢吡啶类钙通道阻滞剂；噻嗪类利尿药可替换成袢利尿药（如呋塞米）。

3. 终末期肾病的降压治疗 未透析者一般不用 ACEI 或 ARB，及噻嗪类利尿剂；可用钙通道阻滞剂、袢利尿剂等降压治疗。对肾脏透析患者，应密切监测血钾和肌酐水平，降压目标 < 140/90 mmHg。

（五）高血压合并慢性阻塞性肺疾病

1. 血压 ≥ 140/90 mmHg 应进行降压治疗，目标血压值 < 130/80 mmHg（老年患者目标血压值 < 140/90 mmHg）。

2. β 受体阻滞剂应在特定（如冠心病、心力衰竭）患者中使用。

（六）高血压合并糖尿病

1. 血压 ≥ 140/90 mmHg，应在非药物治疗基础上立即开始药物治疗；伴微量白蛋白尿的患者，也应该直接使用药物治疗，目标血压值 < 130/80 mmHg（老年患者目标血压值 < 140/90 mmHg）。

2. 首先考虑使用 ACEI 或 ARB，对肾脏有保护作用，且有改善糖、脂代谢上的好处；当需要联合用药时，也应当以其中之一为基础。亦可应用利尿剂、β 受体阻滞剂或二氢吡啶类钙通道阻滞剂。利尿剂和 β 受体阻滞剂宜小剂量使用，糖尿病合并高尿酸血症或痛风的患者，慎用利尿剂；反复低血糖发作的，慎用 β 受体阻滞剂，以免掩盖低血糖症状。有前列腺肥大且血压控制不佳的患者可使用β受体阻滞剂。血压达标通常需要2个或2个以上的药物联合治疗。联合治疗的方案中应当包括ACEI或ARB。

（七）高血压合并高脂血症或炎症性风湿病

高血压合并高脂血症或炎症性风湿病优先使用RAAS阻滞剂和CCB。

第七节　高血压的急危重症及自救措施

一、高血压急症和治疗

高血压急症是指原发性或继发性高血压患者在某些诱因作用下，血压突然显著升高（一般超过180/120 mmHg），同时伴有进行性心、脑、肾等重要靶器官功能不全的表现。包括高血压脑病、高血压伴颅内出血（脑出血和蛛网膜下隙出血）、脑梗死、心力衰竭、急性冠状动脉综合征（不稳定型心绞痛、急性心肌梗死）、主动脉夹层、嗜铬细胞瘤危象，使用毒品如安非他明、可卡因、迷幻药等，围手术期高血压、子痫前期或子痫等。应注意血压水平的高低与急性靶器官损害的程度并非成正比。一部分高血压急症并不伴有特别高的血压值，如并发急性肺水肿、主动脉夹层、心肌梗死等，而血压仅为中度升高，但对靶器官功能影响重大，也应视为高血压急症。

1.治疗原则　应持续监测血压及生命体征；去除或纠正引起血压升高的诱因及病因；酌情使用有效的镇静药以消除恐惧心理；尽快静脉应用合适的降压药控制血压，以阻止靶器官进一步损害，对受损的靶器官给予相应的处理；降低并发症并改善结局。

2.药物选择　根据受累的靶器官及肝肾功能状态选择药物。理想的药物应能预期降压的强度和速度，保护靶器官功能，并方便调节。常用高血压急症的药物见表5。经过初始静脉用药血压趋于平稳，可以开始口服药物，静脉用药逐渐减量至停用。

表5　高血压急症静脉注射或肌肉注射用降压药

降压药	剂量及用法	起效	持续	不良反应
硝普钠	0.25 ~ 10 g/(kg·min),IV	立即	1 ~ 2 min	恶心、呕吐、肌颤、出汗
硝酸甘油	5 ~ 100 g/(kg·min),IV	2 ~ 5 min	5 ~ 10 min	头痛、呕吐
酚妥拉明	2.5 ~ 5 mg,IV 0.5 ~ 1 mg/min IV	1 ~ 2 min	10 ~ 30 min	心动过速、头痛、潮红
尼卡地平	0.5 ~ 10 g/(kg·min),IV	5 ~ 10 min	1 ~ 4 h	心动过速、头痛、潮红
艾司洛尔	250 ~ 500 g/kg,IV 此后 50 ~ 300 μg/(kg·min),IV	1 ~ 2 min	10 ~ 20 min	低血压、恶心
美托洛尔	3 ~ 5 mg 静推,间隔 5 min 重复,最大可用到 15 mg（围手术期）	5 ~ 10 min	5 ~ 10 h	低血压、心力衰竭、心脏传导阻滞、头晕、疲劳、抑郁、支气管痉挛
乌拉地尔	10 ~ 50 mg,IV 6 ~ 24 mg/h	5 min	2 ~ 8 h	头晕、恶心、疲倦
地尔硫卓	10 mg,IV, 5 ~ 15 g/(kg·min),IV	5 min	30 min	低血压、心动过缓
二氮嗪	200 ~ 400 mg,IV 累计不超过 600 mg	1 min	1 ~ 2 h	血糖过高、水钠潴留
拉贝洛尔	20 ~ 100 mg,IV 0.5 ~ 2.0 mg/min, IV 24 h 不超过 300 mg	5 ~ 10 min	3 ~ 6 h	恶心、呕吐、头麻、支气管痉挛、传导阻滞、体位性低血压
依那普利拉	1.25 ~ 5 mg,每 6 h IV	15 ~ 30 min	6 ~ 12 h	高肾素状态血压陡降、变异度较大

续表5

降压药	剂量及用法	起效	持续	不良反应
肼苯哒嗪	10～20 mg,IV 10～40 mg,IM	10～20 min, IV20～30 min, IM	1～4 h 4～6 h	心动过速、潮红、头痛、呕吐、心绞痛加重
非诺多泮	0.03～1.6 g/(kg·min),IV	<5 min	30 min	心动过速、头痛、恶心、潮红
硫酸镁[a]	5 g稀释至20 mL,静脉慢推5 min,继以1～2 g/h维持;或5 g稀释至20 mL,每4 h 1次深部肌内注射。总量25～30 g/d(妊娠高血压,严重先兆子痫)			当尿量<600 mL/d、呼吸<16 次/min、腱反射消失时应及时停药

注:IV,静脉注射;IM,肌内注射;a,非高血压药物;急症降压药使用详见各种药物的说明书。

3. 降压的幅度及速度　在不影响脏器灌注基础上降压,渐进地将血压调控至适宜水平。初始阶段(1 h内)血压控制的目标为平均动脉压的降低幅度不超过治疗前水平的25%。在随后的2～6 h内将血压降至较安全水平,一般为160/100 mmHg左右。如果可耐受,在以后24～48 h逐步降压达到正常水平。对于妊娠合并高血压急症的患者,应尽快、平稳地将血压控制到相对安全的范围(<150/100 mmHg),并避免血压骤降而影响胎盘血液循环。不同靶器官受损的高血压急症降压的幅度及速度不同。如为合并急性冠脉综合征、急性左心衰,需要尽快将血压降至可以改善心脏供血、降低心肌氧耗量、改善心功能的水平。如为合并主动脉夹层,应该迅速降压至维持组织脏器基本灌注的最低血压水平,一般需要联合使用降压药,并要重视足量β受体阻滞剂的使用,如不适用(如气道阻力增加),可考虑改用非二氢吡啶类CCB。

4. 注意事项　高血压急症的血压控制是在保证重要脏器灌注基础上的迅速降压。已经存在靶器官损害的患者,过快或过度降压容易导致其组织灌注压降低,诱发缺血事件,应注意避免。

二、高血压亚急症和治疗

高血压亚急症是指血压显著升高但不伴急性靶器官损害。患者可以有血压明显升高造成的症状,如头痛、胸闷、鼻出血、烦躁不安等。多数患者服药顺从性不好或治疗不足。区别高血压急症与高血压亚急症的唯一标准,并非血压升高的程度,而是有无新近发生的急性进行性的靶器官损害。可疑高血压急症患者,应进行详尽评估,以明确是否为高血压急症,但初始治疗不要因对患者整体评价过程而延迟。

对于高血压亚急症的治疗应在 24 ~48 h 将血压缓慢降至 160/100 mmHg。没有明确证据证明紧急降压治疗可以改善预后。可通过口服降压药控制,如 CCB、ACEI、ARB、β 受体阻滞剂、α 受体阻滞剂等,还可根据情况应用襻利尿剂。初始治疗可以在门诊或急诊室,用药后观察 5 ~6 h。2 ~3 d 后门诊调整剂量,此后可应用长效制剂控制至最终的目标血压水平。急诊就诊的高血压亚急症患者在血压初步控制后,应调整口服药物治疗的方案,定期门诊调整治疗。具有高危因素的高血压亚急症如伴有心血管疾病的患者也可以住院治疗。

三、"高血压急症"在家如何自救

在家时发现患者发生高血压急症的第一人往往是家属,所以高血压患者及家属都应了解高血压急症治疗知识,以备自己和家人都能成为给予最及时治疗的第一人。如若高血压患者出现下列情况时应该警惕并及时处理:①高血压患者无明显诱因出现恶心、呕吐、剧烈头痛、心慌,甚至视物不清,测血压升高较平时明显,说明可能已发生高血压脑病,此时应立即卧床休息,稳定患者情绪,不要紧张,及时服用自备的降压药物,通知急救中心送医院急救。②高血压患者无明显诱因出现头痛、呕吐,还出现肢体麻木、瘫痪、意识障碍,发现这种症状,就要考虑急性脑血管病的发生,应立即拨打120,同时要让高血压患者平躺,头偏向一侧以防止呕吐物吸入气道,造成误吸,导致窒息或吸入性肺炎。③高血压患者无明显诱因出现心悸气短、口唇发绀,呼吸困难伴咳粉红色泡沫痰,不能平卧,血压较平时高,很可能是高血压诱发的急性心力衰竭,立即拨打120,同时应迅速让患者保持坐位,双腿自然下垂,如家中备有氧气,应立即让患者吸氧。④高血压患者在由于劳累或受到精神刺激后,突然出现的心前区疼痛、胸闷、并放射至左肩或左上肢、面色发白、出冷汗,很可能是发生了急性心绞痛或心肌梗死。可自行含化硝酸甘油或速效救心丸,卧床休息,并立即拨打120。

第二章

高血压的中医防治

第一节　高血压的中医认识

一、高血压病名发展

中医古籍中无"原发性高血压"的记载及命名,也无"血压"的概念。原发性高血压是现代医学病名,但没有这个病名并不等于说中医学对高血压丝毫没有认识。事实上,与高血压有关的各种临床症状及相应的治疗方法,中医学文献中均早有记载。对高血压的认识,主要依据临床症状表现进行辨证。高血压症状多达百余种,较常见的为头晕、头痛、头胀、心烦、易怒、目眩、耳鸣、不寐等,多数临床医家多根据临床症状将高血压的中医病名归属为"头痛""眩晕""风眩""肝风"等范畴,其中"眩晕""头痛"两个病名较为公认。

古人关于"眩晕"与"头痛"的最早记载可溯至殷商时期的《周礼·天官》云:"春时有痟疾首",其中"疾首"即指头部的疾病,为头痛、头晕之类的病证,在先秦时期已有"瞀病""眩冒"之称,指头目眩晕病症,至隋唐时期已出现关于眩晕的专论。

《黄帝内经》首开眩晕病因、病位论述之先河,认为眩晕病位在肝,与外感邪气、体质虚弱等因素有关。在《素问·至真要大论》中云:"诸风掉眩,皆属于肝",《灵枢·海论》云:"髓海不足,则脑转耳鸣,胫酸眩冒,目无所见,懈怠安卧。"此中的"眩冒"即指眩晕不适症状。《素问·标本病传论》中云:"肝病头目眩,胁支满",《灵枢·五邪》曰:"邪在心,则病心痛喜悲,时眩仆"等,其所述的"目眩""眩仆"等不同的名称,即类似于现今的高血压。

后世医家在此基础上又有所扩展,如"冒眩""目瞑""眩运""眩晕""肝风"等病名。

王清海教授根据《灵枢》中有言:"脉大坚以涩者,胀也"。在中医"血脉理论"的指导下,创新性地提出"脉胀"作为高血压中医病名。

以上所论述的病名主要总结为"眩晕""头痛""风眩""肝风""脉胀"等。

现代专家认为高血压不一定可见眩晕、头痛,临床不乏无症状高血压患者,眩晕、头痛可见于多系统疾病中,非高血压独有症状,头痛、眩晕本属症或证,不合病名内涵。可以直接将西医的高血压作为中医的病名,无需重新设立确切的中医病名。

目前,临床常见的对高血压的中医命名很多,不同命名方法也提示各医家对高血压的认识不同,临床症状作为病名有局限性,主要体现在以下两点,第一:很多高血压患者并没有明确的临床症状或症状较轻微,甚至只在体检或治疗其他疾病时才发现高血压;第二:某些患者在服用药物后各种症状好转,但血压值并没有降低。所以,以临床症状作为高血压的病名有些以偏概全,无法得到广泛认可。因患者个体差异,主要症状也有不同,且高血压的血压值与临床症状不成正比,以致各医家在记录高血压时所用的病名不统一。

二、病因病机认识

(一)高血压病因病机的古籍研究

高血压的病因病机理论体系从形成到逐渐完善历经了漫长的过程。

先秦至三国时期是高血压理论形成初期,《黄帝内经》认为眩晕的发生与心、肝、脾、肾等脏腑密切相关,而关键在于肝、肾,其病因病机主要表现为外邪所中、肝风内动、气血冲逆、气血髓海不足等。《素问·经脉别论》中提到"食气入胃,散精于肝,淫气于筋……合于四时五脏阴阳",长期嗜食肥甘、酗酒抽烟、过量摄盐均可致脾胃内伤,运化失司,气血化生不足,反生痰湿,使清窍失养或致痰浊蒙窍而发病。

此后,历代医家在《黄帝内经》所述的基础上逐渐充实其病机理论,东汉张仲景首次提出从痰饮论治眩晕,为后世"无痰不作眩"的论述提供了理论依据。《金匮要略·痰饮咳嗽病脉证并治第十二篇》记载:"心下有痰饮,胸胁支满,目眩,苓桂术甘汤主之。"不仅提出痰饮致眩的机理,还提出具体的治疗方药。此外,张仲景还阐发了阳虚致阳不上达和阴虚致阴不制阳均可引发眩晕的病机,进一步完善了眩晕的理论体系。

晋唐时期为眩晕、头痛病证临证经验的全面积累时期,隋代医家巢元方所著的《诸病源候论》中专门设"风头眩候"篇,提出了"风头眩者,由气血亏虚风邪入脑"的病源学说,认为体虚气血不足,风邪上犯于脑窍是眩晕发生的基本病机。孙思邈《备急千金要方·风眩》记载:"夫风眩之病,起于心气不定,……痰热相感而动风,风心相乱则闷瞀,故谓之风眩。"首次提出"风眩"的病名及定义并提出风热痰致眩的观点。

到了宋代,受当时社会环境的影响,医家们都特别重视外风为病,认为眩晕、头痛的发生主要是由于素体虚弱,外为风邪所伤。严用和在《重订严氏济生方·眩晕门》中首次提出外感六淫和七情内伤致眩的理论,丰富了对眩晕的认识,正如书中所记载:"所谓眩晕者,眼花屋转起则眩倒是也,由此观之六淫外感七情内伤,皆能导致。"

发展至金元时期以后,有关眩晕病机的新理论不断涌现,最为著名的是朱丹溪在《丹溪心法·头眩》中强调"无痰则不作眩,痰因火动",倡导痰火致眩学说,在治疗上主张以治痰为主,兼以补气降火,对后世有着深远的影响。

明代张景岳则主张"无虚不作眩,当以治虚为主,而酌兼其标",认为虚为病之本,实为病之标,《景岳全书》曰"眩运一证,虚者居其八九,而兼火兼痰者,不过十中一二耳"。

方谷《医林绳墨》则云"……无论是热盛、气盛还是木盛,皆因金衰不能以平之",认为眩晕的病机为肺金不足。

《医学正传·眩晕》中还记载了"眩晕者,中风之渐也",开始认识到眩晕与中风之间存在一定的联系。

此外,《类证治载·眩晕》中还有"或由情志郁勃"的论述,认为情志失调亦可作为眩晕。

清·陈士铎认为头痛眩晕盖因"无肾水以润肝,则肝木之气燥……上于巅顶"。禀赋素亏、年老体衰以及劳倦失精,导致肾精亏虚,肝肾阴血充养不足,肝阳相对偏亢,失于制约而浮越于上,气血逆乱而发病,这与高血压发病具有家族遗传倾向以及在老年人群中多发的现象不谋而合。

(二)高血压病因病机现代研究

从清代开始,随着西医学知识大量传入,到晚清至民国时期逐渐形成了中西医汇通学派与中医科学化的思潮,对当时的诸多医家影响颇深,在此基础上致力于中医学的发展与研究,更加丰富了眩晕的理论系统。

著名医家陈可冀教授认为高血压的病机证候多体现为虚实夹杂。根据相关临床研究结果,其主要证型按阴虚阳亢＞气阴两虚＞肝肾阴虚＞阳虚的顺序分布。高血压的实证部分为肝阳上亢、痰浊和淤血,其中痰浊、淤血可单独致病,而临床更加常见的是多种因素混杂而致病。陈老认为证候与症状、诊断之间具有一致性,有眩晕或者头痛表现的患者多为肝阳上亢或阴虚阳亢;而胸痹、心悸的患者多为痰瘀互结;痰瘀阻窍的患者则可见眩晕、头痛等症状。

邓铁涛教授认为高血压的病因很多,而其中最主要的是情志原因,具体表现为心情不舒、易怒及紧张焦虑等。其次与先天不足及后天失养有较大关系,喜烟酒、嗜辛辣、过食肥甘厚腻、房劳过频及先天不足等。情志不畅则肝失疏泄,焦虑易怒则肝阳过亢,嗜食肥甘则痰浊上扰,房劳过频引起肝肾阴虚等病理变化,最终导致高血压。若不加节制,日久失治,肝亢日久则动风,肝郁化火、生痰,最终导致中风。

曹玉山教授认为高血压归属于祖国医学"风眩"范畴,是多因素共同作用的结果。先天不足,七情不和,嗜食偏嗜及房劳等后天因素,均可导致高血压的发生。曹老认为:人至暮年,气血津液俱亏,阴阳皆虚,肝肾不足;另劳作日久,忧思紧张过度,肥甘厚味及烟酒均摄入过多,抑制脾胃虚弱,运化失司,痰湿内凝,郁久化热。这些病理因素导致的肝肾功能失调及阴阳失衡是高血压病的主要病机。

祝谌予教授认为高血压的病因较为复杂,且该病易于反复,而情志因素如忧思焦虑、紧张易怒等均对其发生发展有较大影响。机体的气血阴阳失调是内因,而肝阳上亢、肝风内动、痰瘀阻滞为其外因。本病的基本的病机是本虚标实,本虚主要是肝肾不足,肾虚则不能涵木,肝虚则肝风内动、肝阳上亢;标实则主要是肝火内扰等。本病早期病在肝肾,日久则气血皆病,阴阳俱亏,至晚期则气虚血瘀、阴阳两虚,病及多脏腑。高血压发病过程中常伴有痰、瘀实邪,肝火旺蒸液为痰或肝旺脾虚,运化失司;气为血之帅,气行则血行,气虚及气滞均可致血瘀。

朱良春教授认为高血压病的病机侧重肝阳上亢及肾阴亏虚,其病机特点主要为阴虚阳亢、本虚标实。也有学者认为络脉在生理病理上与微循环有密切联系,因而从络脉入手开展对本病的研究,认为高血压在其发生发展的机制中和"络病"有着内在的必然联系。

综合以上各医家对高血压病因病机的认识,高血压是内外因共同作用的结果,其外因是标,内因是本,证属本虚标实。其本虚尤以肝肾两脏为主,标实则主要是痰阻血瘀。年老则脏腑功能退化,不能发挥正常机能,肾阴虚则无以涵木,肝阳偏亢则易生风、化火,上扰神窍则见眩晕,肝肾不足,脑失所养,亦可见之。肝火内扰,脾失健运,灼液为痰,气虚不运,血瘀而滞,痰瘀互结,清阳不升,亦可见眩晕头痛。临床遇此病,当先辨虚实,标本兼治,可收良效。

第二节　高血压的中医内科疗法

中医药内科治疗包括通过辨证论治组方治疗、专病专方、经验方治疗、中药注射液治疗和高血压靶器官损害的中医药治疗等治疗。中医药治疗能更好地控制血压达标、改善临床症状、减少和延缓并发症的发生,毒副作用小,作用缓和、平稳,能更好保护患者靶器官,提高患者的生活质量等。

一、辨证论治

因高血压疾病的发病原因比较复杂,以及患者存在的个体差异性,导致辨证分型比较多样,因此,具体的高血压疾病治疗以及方药由临症情况而决定。目前关于高血压的辨证分型尚未统一,根据中医辨证论治的特点,其治疗原则和方药也是千变万化的。

顾月珍等将其分为4型治疗:①肝阳上扰型治以平肝清热,方选龙胆泻肝汤加减;②阴虚阳亢型治以滋阴潜阳、柔肝熄风,方以天麻钩藤饮加减;③肾精亏虚型治以滋阴填精、养肝熄风,方以杞菊地黄汤加减;④痰浊上逆型治以化痰降浊、健脾调肝,方以旋赭涤痰汤加减。

黄淑芳等将其分为8型治疗:①肝火上炎型,方用龙胆泻肝汤加减;②痰湿中阻型,方用半夏白术天麻汤加减;③气滞血瘀型,方用血府逐瘀汤加减;④阴虚阳亢型,方用羚角钩藤汤加减;⑤肝肾阴虚型,方用杞菊地黄汤加减;⑥肝郁脾虚型,方用香砂六君子汤合逍遥散加减;⑦冲任失调型,方用二仙汤加减;⑧阴阳两虚型,方用右归丸加减。

曾垂文将其分为5型治疗:①肝阳上亢型用龙胆泻肝汤加味;②阴虚肝热型用镇肝熄风汤加减;③心肾不交型用天王补心丹加味;④冲任失调型用逍遥散加减;⑤经络瘀滞型用补阳还五汤加减。

吴焕林等总结邓铁涛教授经验,认为高血压辨证可分为4型,并自拟5条验方:①肝阳上亢型用石决牡蛎汤治之;②肝肾阴虚型用莲椹汤治之;③阴阳两虚型用肝肾双补汤治之,若以肾阳虚为主用附桂十味汤治之;④气虚痰湿型用赭决九味汤治之。

王培兴分为3型治疗:①肝郁型(收缩压高)用柴胡疏肝散合半夏厚朴汤加减;②肾虚型(舒张压高)用杜仲丸合六君子汤加减;③五脏俱虚型(脉压差小)用左归丸合归脾汤加减。

朱祖峰等将高血压分为肝肾亏虚夹淤症、肝火旺盛证、阴虚阳亢证、肝肾亏虚证。

　　周德龙等将高血压病划分为 3 型,痰湿中阻型可采用木香、钩藤、枳壳、竹茹、刺蒺藜、陈皮、茯苓、白术、天麻、法半夏等;肝肾阴虚型可采用覆盆子、茺蔚子、酸枣仁、桑寄生、龟板、枸杞子、菟丝子、桑葚子、生地黄、首乌等;肝阳上亢型可采用白芍、夜交藤、夏枯草、杜仲、龟板、生地黄、黄芩、桑寄生、石决明、钩藤、天麻等实施治疗。

　　孙以民将高血压患者分为阴虚阳亢型、肝阳上亢型、气阴两虚型、痰浊中阻型 4 型。治疗分别予补肾益阴,柔肝熄风;滋养肝肾、平肝潜阳;补益气血;益气化痰。

　　王兴燕等将 36 例高血压病患者分型论治:肝阳上亢型 18 例,治以育阴潜阳,清热凉血;肝肾阴亏型 12 例,治以填补肝肾、滋阴潜阳;脾肾阳虚型 6 例,治以温阳益气,健脾燥湿。结果:显效 21 例(58.33%),有效 12 例(33.33%),无效 3 例(8.34%),总有效率 91.67%。

　　根据上述分型可以看出,某一症候称谓不同,但实质相同,其辨证治疗原则具有抑制性,表明采用中医辨证治疗高血压理论比较成熟。

二、经典及经方

　　1.半夏白术天麻汤　被首次记载于《医学心悟》,其中有云:"痰厥头痛者……半夏白术天麻汤主之。"有燥湿化痰,平肝熄风之功,常用于风痰上扰证。本身脾虚不能运化水湿生痰;痰气上逆引动肝风,肝风夹痰;痰气上逆,上扰清窍,造成眩晕;上干清阳,头部气血逆乱造成头痛;多为阵发性;兼证:痰易阻滞气机,造成胸膈满闷,恶心呕吐。由半夏、天麻、白术、陈皮、茯苓、生姜、大枣、甘草组成。方中以半夏燥湿化痰,降逆止呕,天麻平肝息风而止头眩为君;白术运脾燥湿,茯苓健脾渗湿为臣;橘红理气化痰,生姜、大枣调和脾胃为佐;甘草协合诸药为使。诸药相伍,共奏燥湿化痰,平肝息风之功。现代药理学研究表明,对于改善高血压患者症状和血压水平,半夏、天麻、白术和茯苓具有良好疗效,尤其适用于痰湿壅盛型,并且具有不同程度的降低血液黏度和改善脑血流的作用。

　　2.天麻钩藤饮　出自《中医内科杂病证治新义》,有平肝熄风、清热活血之功,常用于肝阳偏亢,肝风上扰证。由肝肾不足,肝阳偏亢,生风化热所致。肝阳偏亢,风阳上扰,故头痛、眩晕;肝阳有余,化热扰心,故心神不安、失眠多梦等。证属本虚标实,而以标实为主,治以平肝熄风为主,佐以清热安神、补益肝肾之法。由天麻、钩藤、石决明、山栀、黄芩、桑寄生、怀牛膝、夜交藤、益母草、杜仲、朱茯神组成。方中天麻、钩藤平肝熄风,为君药。石决明咸寒质重,功能平肝潜阳,并能除热明目,与君药合用,加强平肝熄风之力;川牛膝引血下行,活血利水,共为臣药;杜仲、寄生补益肝肾以治本;栀子、黄芩清肝降火,以折其亢阳;益母草合川牛膝活血利水,有利于平降肝阳;夜交藤、朱茯神宁心安神,均为佐药。

3. 二仙汤　出自《妇产科学》梁颂名《中医方剂临床手册》,可以温肾阳、补肾精、泻相火、调冲任。主要用于治疗更年期综合征见有肾精不足和相火旺。本方虽寒热兼顾,寓泻于补之中,使补而滞,泻而不虚,补泻兼顾,标本兼治。为治疗肾精亏虚,相火妄动,阴阳两虚证之实用方。二仙汤以补阳泻火为主,补阴为辅,治疗阳虚大于阴虚者更佳。二仙汤由仙茅、仙灵脾、巴戟天、黄柏、知母、当归六味中药组成。旨在温补肝肾,滋阴泻火。其中仙茅、巴戟天、仙灵脾三味药温肾阳、益肝肾,为君药。黄柏、知母滋肾阴泄相火,味苦,性大寒,入肝肾经,辅助君药协调肝肾。人以气血为本,气血足则诸邪难侵,气血虚则百病横生。当归性温,补血活血,调冲任二脉,入肝经,使气血通畅,是为佐药。女性更年期高血压为发生在围绝经期内的心血管疾病,为女性常见多发病症,长期影响女性身心健康,降低生活质量。西医认为是内分泌失调引起的,常以降压药物为主,辅助以激素调整。然而,效果不佳。同时临床副作用很大,尤其是长期使用雌激素会诱发靶器官如子宫内膜癌变的发生等。中医从调整阴阳气血角度论治,以二仙汤加龟甲、鳖甲温补肝肾,滋阴泻火,同时,劝患者规避风寒,调畅情志,防范劳倦,调节饮食。经临床运用,在防治女性更年期高血压方面获得了很好的疗效。

4. 当归芍药汤　当归芍药散载于仲景所著《金匮要略》,有疏肝健脾、活血化瘀、健脾利湿之功。主治妇人妊娠,肝郁气滞,脾虚湿胜,腹中疗痛。同时用于郁怒伤肝、肝气郁结,导致肝郁脾虚、脾气被遏引起的眩晕头痛。现临床上用于治疗肝郁脾虚型早期原发性高血压。由当归、芍药、川芎、茯苓、泽泻、白术组成。当归,具有补血活血,调经止痛,润肠通便的功效。白芍药有养血敛阴,补而不腻,柔肝缓中,止痛收汗等功效。当归芍药散具有养血调肝,健脾利湿,养血益脾等功效。原发性高血压病早期多为气血紊乱、肝脾失调、血虚肝旺,因此早期治疗应将"调气养血,健脾疏肝"贯穿始终。现在药理研究当归芍药汤可提高大血管的顺应性,具有较好的降低收缩压与舒张压的作用,可以显著改善高血压患者生活质量,并且安全稳定。

5. 柴胡加龙骨牡蛎汤　柴胡加龙骨牡蛎汤出自《伤寒论》,属于柴胡类方,具有和解少阳、镇惊安神之功,适用于少阳枢机不利、肝胆气滞、久郁化热、上扰心神而致的少阳证。柴胡加龙骨牡蛎汤主证较多,总以枢机不利,阳气内郁于脏腑,不得通达之少阳证为辨证之要。凡肝失调达、肝胆郁热、肝胃失和、肝脾失调皆可用本方加减,以和解少阳,展利枢机,宣达上下,扶正祛邪。柴胡加龙骨牡蛎汤由柴胡、黄芩、半夏、人参、桂枝、茯苓、龙骨、牡蛎、铅丹、大黄、生姜、大枣组成。方中柴胡、桂枝、黄芩和里解外,以治寒热往来、身重;龙骨、牡蛎、铅丹重镇安神,以治烦躁惊狂;半夏、生姜和胃降逆;大黄泻里热,和胃气;茯苓安心神,利小便;人参、大枣益气养营,扶正祛邪。共成和解清热,镇惊安神之功。柴胡加龙骨牡蛎汤原本用于治疗少阳病之热郁扰神证,症见胸满烦惊,小便不利,谵语,一身尽重,不可转侧者。现用于癫痫、神经官能症、梅尼埃病以及高血压等见有胸满烦惊为主证者。柴胡加龙骨牡蛎汤能有效地降压,并能对抗由高血压引起的心肌纤维化。柴胡加龙骨牡蛎汤能显著提高降压疗效,提高患者的生存质量以及远期预后,改善高血压患者的焦虑程度,缓解患者的自觉症状。

6. 六味地黄汤　具有滋阴补肾之功效。用于肾阴亏损,头晕耳鸣,腰膝酸软,骨蒸潮热,盗汗遗精,消渴。中医认为肝肾阴虚,肝阳上亢,水不涵木,就会并发头晕症状;灼伤津液,心肝火旺,就会合并口干。而膝属于筋之府,腰属于肾之府,肾主骨生髓,因肾阴不足,就会发生骨髓不充,从而继发腰膝酸软症状;另肾开窍于耳,因精不上承,肾阴不足,或者是虚热上扰清窍,心肝火旺,就会合并耳鸣耳聋症状。方由山药、牡丹皮、茯苓、熟地黄、山茱萸、泽泻组成。六味地黄丸对肝肾阴虚型高血压的临床效果显著,优于使用常规降压药物治疗,不仅能够显著降低和控制患者的血压水平,还能有助于改善患者的肝肾功能,扬长避短,减少降压药物的不良反应,具有重要的临床应用价值。

7.温胆汤　具有理气化痰,和胃利胆之功效。主治胆郁痰扰证。胆怯易惊,头眩心悸,心烦不眠,夜多异梦;或呕恶呃逆,眩晕,癫痫。苔白腻,脉弦滑。本方证多因素体胆气不足,复由情志不遂,胆失疏泄,气郁生痰,痰浊内扰,胆胃不和所致。胆为清净之府,性喜宁谧而恶烦扰。若胆为邪扰,失其宁谧,则胆怯易惊、心烦不眠、夜多异梦、惊悸不安;胆胃不和,胃失和降,则呕吐痰涎或呃逆、心悸;痰蒙清窍,则可发为眩晕,甚至癫痫。由枳实、天麻、白术、竹茹、半夏、茯苓、炙甘草、陈皮等组成。其中枳实具有镇痛、消痞的功效;天麻归肝、脾、肾经,主治头晕目眩;白术可健脾益、利水,现代药理表明其可扩张血管,降低血压;竹茹祛痰,还能够有效改善睡眠障碍;半夏、茯苓具有祛痰作用,可用于治疗头晕、胸闷等疾病;陈皮具有健脾、化痰、祛湿的功效,炙甘草能够调和诸药。现代药理研究发现此方能提高血管内皮功能,改善心、肾功能,降低心血管疾病的发生率。

8.龙胆泻肝汤　本方有泻肝胆实火,清下焦湿热之功。主治肝胆实火上扰。本方治证,是由肝胆实火,肝经湿热循经上扰下注所致。上扰则头巅耳目作痛,或听力失聪;旁及两胁则为痛且口苦;下注则循足厥阴肝经所络阴器而为肿痛、阴痒。湿热下注膀胱则为淋痛等症。由龙胆草,栀子,黄芩,泽泻,车前草,柴胡,怀牛膝,夏枯草,生地黄,当归,地龙,海藻,生甘草组成。其中方中君药龙胆草属肝、胆经,苦寒,善泻肝胆实火,清下焦湿热;臣药黄芩、栀子泻肝、三焦实火,利湿热,助龙胆草降肝火、利湿热;木通、车前草、泽泻利水渗湿,渗泄湿热从小便而出;肝虽为刚脏,但藏血,"体阴而用阳",故生地、当归滋阴养血以柔肝,不但祛邪不伤正,而且调和阴阳之平衡;柴胡引药归经,又疏畅肝郁结之气;甘草缓肝急,调和诸药之烈性;本方适合中青年清晨高血压患者。中青年人患者普遍气血旺盛,肝肾虚损者极少,相反许多人容易出现肝气过剩,加上社会压力大,又使过多肝气无法及时舒泄,郁积化火,导致中焦肝火内生,时时推动气血上行,出现血压升高。故临床普遍认为中青年高血压的发病机制为肝火上炎导致气血上行,治疗应以清肝火为基础。本方也适合老年高血压合并高血脂的患者。老年人肾阴、气血不足,肝阴不能得以充养而致肝阳亢进,上扰清窍,进而眩晕,此型患者血压多波动明显,单纯西药降压并不能稳定调控 24 h 血压。现代药理研究发现其可降低血液黏稠度,调节脏器血流量,故适用。

9. 补阳还五汤 为理血剂,具有补气、活血、通络之功效。主治中风之气虚血瘀证。证见半身不遂,口眼㖞斜,语言謇涩,口角流涎,小便频数或遗尿失禁,舌暗淡,苔白,脉缓无力。临床常用于治疗脑血管意外后遗症、冠心病、小儿麻痹后遗症,以及其他原因引起的偏瘫、截瘫或单侧上肢或下肢痿软等属气虚血瘀者。组成:生黄芪、当归尾、赤芍、地龙、川芎、红花、桃仁。方中君药重用生黄芪,大补脾胃之元气,使气旺血行,瘀去络通;臣药:当归尾长于活血,兼能养血,因而有化瘀而不伤血之妙。佐药:赤芍,川芎,桃仁,红花助当归尾活血祛瘀;地龙通经活络;配伍特点:大量补气药与少量活血药相配,气旺则血行,活血而又不伤正,共奏补气活血通络之功。补阳还五汤有缓慢、持久的降压作用,对麻醉家兔能显著地增强心肌收缩幅度,反映心肌耗氧量的心肌张力时间指数显著降低,心肌营养性血流量明显增加。中风患者血液处于"黏、浓、凝、聚"的倾向,运用本方后,能增加血小板内环磷酸腺苷的含量,抑制血小板聚集和释放反应,抑制和溶解血栓,以改善微循环,促进侧支循环。

三、名医名方

1. 黄精四草汤(董建华教授方)

药物组成:黄精 20 g,夏枯草 15 g,益母草 15 g,车前草 15 g,豨莶草 15 g。

适用证:高血压。证见眩晕头痛,口干咽燥,耳鸣失眠,或见水肿,舌质红,苔薄黄,脉弦滑者。

本方用黄精益脾养阴;四草化瘀血,通经络,利水湿降压。全方五味中药,经药理实验证明均有利尿降压作用。诸药相伍,共同发挥清肝平肝、通经利尿降压作用。服药期间宜戒除烟酒,避免情绪波动。

2. 苓桂茜红汤（刘渡舟教授方）

药物组成：茯苓 30 g，桂枝 10 g，茜草 10 g，红花 10 g。

苓桂茜红汤，即苓桂术甘汤减去白术、甘草，加红花，茜草而成。

常用于某些冠心病患者。他们既有水气上冲的症候，复有心前区疼痛控背及手指发麻等气血瘀阻的证候。

此方用苓桂通阳化饮，红花、茜草活血脉而行瘀滞。

3. 降压通脉汤（郭士魁教授方）

药物组成：全瓜蒌 9 g，薤白 9 g，草决明 20 g，黄芩、丹参、红花各 12 ~ 15 g，鸡血藤 15 g，郁金 12 g，香附 9 g，菊花 15 g，珍珠母 15 g。

功用宣痹通阳，理气活血。诸风掉眩，皆属于肝。肝失条达，肝阳上亢，阳化风动，上扰清窍，症有头痛且胀，头晕目眩；肝火亢盛，扰乱心神，烦躁易怒，夜眠不宁；肝胆气郁，化火上炎，胁痛，面赤舌红，苔薄黄，脉弦有力。胸痹心痛，而有肝郁阳亢，并适用于冠心病合并高血压，兼有头晕头痛、心烦失眠等症状。

4. 天钩六叶汤（毛德西教授方）

药物组成：天麻 15 g，钩藤 15 g，霜桑叶 15 ~ 30 g，杜仲叶 10 ~ 15 g，银杏叶 10 g，罗布麻叶 15 g，荷叶 15 g，绞股蓝叶（带茎）10 ~ 30 g。

天麻平肝息风止痉为君药；钩藤清热平肝、息风定惊；罗布麻叶平肝安神、清热利水共为臣药；杜仲叶补肝肾、强筋骨；桑叶功能疏风散热、润肺清燥、调肝明目；荷叶清热解暑，升阳止血；银杏叶活血养心，敛肺涩肠；绞股蓝叶养心健脾、益气和血、清热解毒、祛痰化瘀，五者共为佐使药。全方共奏平肝熄风、清热补虚、祛痰化瘀之功。

四、临床验方

在临床实践中，一些医家根据其自身临床经验，创制了一些有效的经验方，取得了较好的疗效。

1. 龙牡真武汤

辨证：脾肾阳虚，痰湿内盛，水气上逆。

治法:温阳利水,健脾化痰。

组成:茯苓 9 g,清半夏 9 g,白术 6 g,白芍 6 g,附片 6 g,生龙骨 12 g,生牡蛎 12 g,生姜 4.5 g。

2. 红龙夏海汤

辨证:肝阳上亢。

治法:清肝,平肝,潜阳,镇痉熄风。

组成:红牛膝 12 g,地龙 12 g,海藻 30 g(另包水洗),夏枯草 30 g。

3. 清脑降压汤

辨证:肝阳上亢,肝肾阴虚。

治法:平肝熄风,育阴潜阳。

组成:珍珠母 20 g,石决明 25 g,何首乌 50 g,白菊花 15 g,钩藤 15 g。

4. 清肝汤

辨证:肝火上扰清空。

治法:平肝清热,通络止痛。

组成:川芎 15 g,川牛膝 15 g,地骨皮 15 g,菊花 20 g,地龙 10 g,夏枯草 30 g,玉米须 30 g。

5. 莲椹汤

辨证:肝肾阴虚,阴虚阳亢。

治法:滋阴补肾,平肝潜阳。

组成:莲须 12 g,桑椹子 12 g,女贞子 12 g,旱莲草 12 g,山药 15 g,牛膝 15 g,龟板 30 g(先煎),生牡蛎 30 g(先煎)。

6. 脾肾双补汤

辨证:肾阴阳两虚。

治法:平肝滋肾潜阳。

组成:桑寄生 30 g,玉米须 30 g,生龙骨 30 g(先煎),磁石 30 g(先煎),首乌 24 g,川芎 9 g,淫羊藿 9 g,杜仲 9 g。

7. 三草汤

辨证:肝郁化火上炎。

治法:清肝泻火,行血通经,缓急解痉。

组成:夏枯草 10 g,龙胆草 3 g,益母草 10 g,白芍 10 g,甘草 6 g。

8.玄参钩藤汤

辨证:阴虚阳亢。

治法:滋阴平肝。

组成:元参 21 g,生地 15 g,白芍 12 g,麦冬 10 g,夏枯草 15 g,钩藤 15 g,菊花 10 g,丹参 15 g,泽泻 10 g,生山楂 10 g,木香 10 g。

9.化瘀清散汤

辨证:瘀热。

治法:化瘀清热。

组成:柴胡 10 g,葛根 15 g,丹参 15 g,杭菊 15 g,桑枝 15 g,丹皮 12 g,赤芍 10 g,红花 12 g,地龙 12 g,薄荷 6 g。

10.八味降压汤

辨证:肝经热盛,痰浊中阻。

治法:清肝熄风,活血散瘀。

组成:紫丹参 30 g,怀牛膝 15 g,夏枯草 30 g,丹皮 15 g,马兜铃 30 g,钩藤 15 g,刺蒺藜 15 g,代赭石 30 g(碾细)。

11.七子汤

辨证:肝肾阴虚。

治法:滋补肝肾,降压熄风。

组成:决明子 24 g,枸杞子 12 g,菟丝子 12 g,女贞子 15 g,金樱子 9 g,沙苑子 12 g,桑椹子 12 g。

12.附子龟板汤

辨证:阴阳两虚,虚阳上亢。

治法:滋阴潜阳。

组成:附子 6 g,龟板 9 g,女贞子 9 g,旱莲草 9 g,何首乌 15 g,丹参 15 g,磁石 30 g,石决明 24 g。

13.赭决九味汤

辨证:气虚痰浊阻滞。

治法:益气化痰。

组成:黄芪 30 g,代赭石 30 g(先煎),草决明 24 g,党参 15 g,茯苓 15 g,法半夏 12 g,陈皮 6 g,白术 9 g,甘草 2 g。

五、专病专方

郭维琴教授从"心主血脉""久病入络"的原理治疗高血压,《黄帝内经》言:"心主身之血脉""诸血者,皆属于心"。根据"疏其血气,令其调达,而至平和"的理论,"从心论治",适当加入活血化瘀药物治疗高血压。方药组成:钩藤 15 g,菊花 10 g,夏枯草 12 g,远志 6 g,酸枣仁 15 g,夜交藤 30 g,山萸肉 12 g,山药 15 g,蜈蚣 4 条,蔓荆子、川芎各 10 g,丹参 20 g,红花 10 g,赤芍 15 g,白芍 15 g,合欢皮 20 g。并随症加减治疗高血压,疗效显著。

李培林运用五倍子汤加减(五倍子 20 g,黄芪 20 g,当归 25 g,红花 18 g,钩藤 18 g,茵陈 18 g,蒲公英 18 g,党参 18 g,天冬 16 g,麦冬 16 g,黄柏 18 g,香附 18 g)醋炒研磨冲服,治疗高血压 10 000 例,其中治愈 8 648 例,治愈率 98%。罗建英等用天麻钩藤饮(天麻 25 g,钩藤 20 g,桑寄生 25 g,夜交藤 15 g,黄芩 12 g,杜仲 20 g,石决明 30 g,山栀 12 g,茯神 10 g,牛膝 20 g)治疗原发性高血压 108 例,痊愈 99 例,显效 8 例,无效 1 例,总有效率 92.50%。

陈康远用六味地黄汤加味(熟地黄、泽泻、山茱萸、茯苓、山药、菊花、钩藤、夏枯草、牡丹皮、石决明等)治疗原发性高血压 377 例,30 d 为 1 个疗程,结果:显效 113 例,有效 245 例,无效 19 例,总有效率 95%。

王晓聪运用天麻钩藤饮加味煎剂治疗 31 例中青年高血压患者,每日 1 剂,接连服用 3 个月,以后随诊 3 个月,结果:治愈 17 例,治愈率 54.8%,有效率为 90.3%。

李变花采用温胆汤合半夏白术天麻汤治疗痰湿内盛、风痰上扰或夹热夹瘀型高血压 73 例,基础方:半夏 10 g,白术 10 g,天麻 10 g,枳实 10 g,竹茹 10 g,陈皮 12 g,茯苓 15 g,炙甘草 6 g;对照组 66 例,予波依定 1 片,2 次/d;或施慧达 1 片,1 次/d,2 组均治疗 12 周。治疗组总有效率为 94.5%,对照组总有效率为 69.7%,治疗组明显优于对照组($P < 0.05$)。

张治祥等自拟养阴活血汤治疗原发性高血压 30 例,对照组 15 例服用脑立清,结果治疗组总有效率为 86.67%,显效率 53.33%;对照组总有效率为 53.33%,显效率为 20%,治疗组疗效优于对照组。

闫鑫等用"滋水涵木"合"扶土抑木"法,方药用左归丸合四君子汤加减治疗高血压性眩晕 32 例,效果显著高于对照组。

李浩等用降压胶囊治疗老年单纯收缩期高血压病 24 例,结果显效 7 例,有效 8 例,临床控制 7 例,无效 2 例,总有效率为 91.67%。

吴辉等用女贞子、淫羊藿、益母草等制成调平康片对高血压前期患者进行干预,发现血压较治疗前有一定程度的降低,症状分基本改善,显示出独立于生活干预之外的独立疗效。

李洪波等用益气健脾方对高血压前期患者进行干预临床观察,发现不只对血压本身,且对高血压前期的危险因素如血脂、体重指数、血糖均有良好的影响。

六、高血压靶器官损害的中医药治疗

高血压病是临床常见的心脑血管系统疾病之一,多数除表现为血压升高以外,还会涉及其他器官(如心、脑、肾和视网膜等)的损害。西药在降低血压方面作用迅速,但需终身服药,而中药的降压作用虽不及西药立竿见影,但在治疗高血压病靶器官的损害、缓解症状、提高患者生活质量等方面,却疗效显著。李运伦用黄连清降合剂治疗高血压病并左心室肥厚 43 例,以卡托普利为对照组,6 周为 1 疗程。结果显示黄连清降合剂不但能降低血压,改善症状,而且试验组治疗后 LVM 和 LVMI 明显下降,与对照组比较,差异有显著性意义。金许洪等将 95 例高血压病脑出血术后患者随机分为 2 组,地黄饮子为主方加常规治疗的治疗组和常规治疗对照组,结果治疗组运动、语言功能恢复较对照组疗效显著。郭兆安对 96 例符合湿浊内蕴证的高血压性肾损害肾功能衰竭期患者随机分为试验组和对照组各 48 例,试验组给予连黄降浊颗粒,对照组给予尿毒清颗粒。结果显示治疗后试验组患者的血压、24 h 尿蛋白定量、ET、PTH、NAG、Scr、Bun、UA 及中医症状积分均较治疗前显著下降,而 Hb、Ccr、NO 均显著上升,且连黄降浊颗粒作用较尿毒清颗粒更显著。说明连黄降浊颗粒具有降压、改善肾功能等作用,对治疗高血压性肾损害有效。

七、中药注射液治疗

孙爱华等分别用灯盏细辛注射液联合西药治疗与单用西药常规治疗瘀证型高血压各 55 例,治疗 28 d 后,比较 2 组治疗前后的血压值、瘀证积分、临床症状积分和血液流变学、不良反应。结果显示前组更能提高降压疗效及改善临床症状和血液流变指标,2 组不良反应差异不明显。李萍在常规降压药应用的基础上加用黄芪注射液治疗老年高血压 49 例,并与单用常规降压药治疗老年高血压 35 例对比,结果治疗组总有效率(97.96%)明显优于对照组(85.71%)。黄薇等用葛根素和脉络宁注射液治疗冠心病合并高血压患者 30 例,并与常规西药治疗组 30 例对照,发现治疗组较西药组能更有效降低血压,减少心绞痛的发作频率。梁德平将 96 例高血压肾病患者分治疗组(缬沙坦联合丹红注射液治疗)51 例及对照组 45 例(缬沙坦治疗),观察发现治疗组患者的血压、肾功能、血脂、尿微量蛋白改善较对照组佳,研究发现丹红注射液对高血压肾病中自身免疫性损害起抑制作用,并可减轻血管局部炎症,改善患者肾脏功能,有利于早期肾损害的逆转。

第三节　降压中药及运用

一、中药对血压的影响

1.四气对血压的影响　高血压为动脉血压增高,应归属于"阳"的范畴,理应用寒凉药以平抑偏亢之阳,如夏枯草、菊花、车前草、生地、丹皮等凉血清热以降压;珍珠母、石决明、牡蛎、代赭石等平肝潜阳以降压。

2.五味对血压的影响　高血压属阳,应用酸苦咸寒沉降之品可以平抑阳亢而降压;辛甘味可以补益气血、活血化瘀、养阴利尿而降压,如三七、山楂、丹参、白茅根和黄芪。

3.升降浮沉对血压的影响　升浮药,性主温热,味属辛甘淡,质地多为轻清至虚之品,其作用都有向上或向外的趋势。如补中益气汤通过升发清阳而降压,治疗中气不足的患者。

二、单味降压中药及其药理研究

中医药治疗高血压具有多途径、多环节、多靶点的优势,尤其在改善高血压并发症时有一定的疗效。中医学界在对原发性高血压的辨证论治过程中,总结出有一定疗效的单味药,民间也有一些行之有效的单验方,加上现代药理学研究,证实了某些传统中药的降压功效并探索出其部分降压机制。临床医生更习惯于在遵循辨证论治原则治疗高血压的同时,选择一些现代药理研究证实具有降压作用的单味药以进一步提高疗效,有些药物有进一步临床研究和应用的价值。

(一)解表药中有降压作用的中药

1.葛根

【性味归经】　甘、辛、凉。归脾、胃经。

【功效】　解肌退热,生津,透疹,升阳止泻。

【临床应用】　高血压病见颈项强痛、肢体麻木、耳鸣眩晕者尤宜。

【用法用量】　内服:煎汤,10~15 g;或捣汁。

【现代研究】　葛根总黄酮能扩张冠脉血管和脑血管,增加冠脉血流量和脑血流量,降低心肌耗氧量,增加氧供应。葛根能直接扩张血管,使外周阻力下降,而有明显降压作用,能较好缓解高血压患者的"颈项强紧"的症状。

2.辛夷

【性味归经】　辛,温。归肺、胃经。

【功效】　发散风寒,通鼻窍。

【临床应用】　风寒感冒;鼻塞,鼻渊。

【用法用量】　煎服,3~9 g;本品有毛,易刺激咽喉,入汤剂宜用纱布包煎。

【现代研究】　药理作用:辛夷水或醇提取有降压作用。挥发油有镇静、镇痛、抗过敏、降血压作用

3.菊花

【性味归经】　辛甘、微苦,微寒。归肺、肝经。

【功效】　疏风散热,清肝明目,清热解毒。

【临床应用】　本品甘苦微寒,可升可降,故常用治高血压病之肝热上扰及阴虚阳亢证。

【用法用量】　内服:煎汤,10~15 g;或入丸、散;或泡茶饮。外用:适量,煎水或捣烂敷。外感风热多用黄菊花,清肝明目多用白菊花。

【现代研究】　研究表明,菊花浸膏高剂量组能降低自发性高血压大鼠血压水平。在高血压大鼠血压升高的同时,靶器官存在脂质过氧化损伤。

4.野菊花

【性味归经】　苦,辛,微寒。归肝、心经。

【功效】　清热解毒。

【临床应用】　常用于高血压之有热象者,一般多见头痛面赤、心烦口苦等症状。

【用法用量】　内服:煎汤 10~15 g,鲜品可用至 30~60 g。外用:适量,捣敷。煎水漱口或淋洗。

【现代研究】　药理作用:菊花水剂或煎剂,对金黄色葡萄球菌、多种致病性杆菌及皮肤真菌均有一定抗菌作用。本品对流感病毒 PR3 和钩端螺旋体也有抑制作用。菊花制剂有扩张冠状动脉、增加冠脉血流量、提高心肌耗氧量的作用,并具有降压、缩短凝血时间、解热、抗炎、镇静作用。

5.蔓荆子

【性味归经】　辛、苦,微寒。归肺、肝、膀胱经。

【功效】　疏散风热,清利头目,祛风止痛。

【临床应用】　高血压病症见头巅顶痛甚,眩晕目暗,赤眼多泪。目睛内

痛,齿龈肿痛者。

【用法用量】 内服:煎汤 6 ~ 9 g;或浸酒,或入丸、散。外用;适量、煎汤外

【现代研究】 蔓荆子黄素有抗菌、抗病毒用。蔓荆叶蒸馏提取物具有增进外周和内脏微循环的作用,从而降低血压。

(二)清热药中有降压作用的中药

1.黄柏

【性味归经】 苦,寒。归肾、膀胱、大肠经。

【功效】 清热燥湿,泻火解毒,除骨蒸。

【临床应用】 主要用于高血压之偏于阳亢有热者,一般多见头痛头胀、面热口干等症状。

【用法用量】 煎服,3 ~ 12 g。外用适量。

【现代研究】 化学成分:黄柏树皮含有小碱、黄柏碱、木兰花碱、药根碱、掌叶防己碱等生物碱,并含黄柏内酯、黄柏酮、黄柏酮酸及 7 - 脱氢豆甾醇、β-谷甾醇、菜油角黄皮树树皮含小檗碱、木兰花碱、黄柏碱、掌叶防己碱等多种生物碱及内酯、甾醇等。黄柏提取物有降压、抗溃疡、镇静、肌松、降血糖,具有直接中枢作用而使血压下降。

2.夏枯草

【性味归经】 苦、辛、寒。归肝、胆经。

【功效】 清火明目,解郁散结。

【临床应用】 主要用于高血压之偏于阳亢有热者,一般可见头痛赤面热等症状。

【用法用量】 内服:煎汤,6 ~ 15 g,大剂量可用至 30 g;熬膏或入丸、散外用:适量,煎水洗或捣敷。

【现代研究】 现代药理研究表明,夏枯草全草含二帖皂苷、咖啡酸和水溶性盐类。夏枯草的茎叶、花穗及全草均有降压作用,虽说其降压作用与其所含钾盐及扩张血管作用有关认识不一,但夏枯草提取物的结晶 A(齐墩果酸与熊果酸混合物)及以 A 为主要苷元的总皂苷具有降压活性及抗心律失

常作用。

3. 黄芩

【性味归经】　苦寒。归肺、胆、脾、大肠、小肠经。

【功效】　清热燥湿,泻火解毒,止血,安胎。

【临床应用】　主要用于高血压之偏于阳亢有热者,一般多见头痛头胀、面热口干等症状。

【用法用量】　内服:煎汤,3~9 g;或入丸、散。外用:适量,煎水洗或研末调敷。

【现代研究】　药理学研究表明,黄芩中的黄酮成分对血清和肝中的三酰甘油有明显改善作用,对肝过氧化脂的形成有抑制作用,黄芩素能明显增加实验动物的胆汁泌出量。此外,黄芩还有明显的利尿、抗炎作用,并能抑制血小板凝集。动物实验及临床应用均证明黄芩具有明显的降血压作用,其机制一般认为扩张外周血管,使外周阻力降低所致。

4. 黄连

【性味归经】　苦,寒。归心、肝、胃、大肠经。

【功效】　清热燥湿,泻火解毒。

【临床应用】　主要用于高血压之偏于阳亢有热者,一般多见头痛头胀、面热口干等症状。

【用法用量】　内服:煎汤,2~10 g;或入丸、散。外用:适量,煎水洗或研末调敷。

【现代研究】　药理学研究表明,黄连中的小檗碱成分对多种动物显示降压作用,重复治疗无快速耐受性,且降舒张压较收缩压大。小檗碱的降压机制可能是多方面的,与直接扩张血管、抗胆碱酯酶、抗肾上腺素及抑制升压反射和抑制血管运动中枢等因素有关。

5. 龙胆草

【性味归经】　苦,寒。归肝、胆、胃经。

【功效】　清肝泻火,定惊清热燥湿,杀虫。

【临床应用】　本品味苦性寒,肝胆经主沉降,功能清肝泻火定惊,故常用于高血压病之肝胆实火所致诸症。

【用法用量】 内服:煎汤,6~9 g;或入丸、散。外用:适量煎水洗,或研末调搽。

【药理研究】 化学成分:本品含龙胆苦苷、獐牙菜苦苷、三叶苷、苦龙苷、苦樟苷、龙胆黄碱、但碱、秦艽乙素、秦艽丙素、龙胆三糖、谷甾醇等。龙胆碱有镇静、肌松作用,大剂量龙胆碱有降压作用,并能抑制心脏、减缓心率。

6. 牡丹皮

【性味归经】 苦、辛,微寒。归心、肝、肾经。

【功效】 清热凉血,活血化瘀。

【临床应用】 主要用于高血压之偏于阳亢有热者,一般多见头胀、面热等症状。

【用法用量】 内服:煎汤,6~9 g;或入丸、散。

【现代研究】 现代医学研究证实,牡丹皮中含有牡丹皮原苷(酶解后生成牡丹皮酚和牡丹皮酚苷)、芍药苷、芍药酚、挥发油、固醇生物碱以及植物固醇等多种化学物质。药理学研究表明,牡丹皮具有抗氧化、降血压、降血脂、降血糖、改变血流动力学指标和抗动脉粥样硬化的作用。牡丹皮还具有提高免疫功能、抑菌消炎、保护心脑器官的作用。

7. 苦丁茶

【性味归经】 性味苦寒。

【功效】 清热解毒,除烦止渴。

【临床应用】 作为茶饮常年使用以清热解毒、除烦止渴、除脂减肥、去油腻,也可用药高血压中医辨证为肝经实热者。

【用法用量】 代茶饮,每次2~3 g,频服。

【现代研究】 基础药理研究表明:苦丁茶具有降低血脂、降低血液过氧化脂质、抗动脉粥样硬化,降低血细胞压积,改善血液流变学状态从而达到降压作用。

8. 地骨皮

【性味归经】 甘,寒。归肺、肝、肾经。

【功效】 凉血除蒸,清肺降火。

【临床应用】 主要用于高血压之偏于阴虚有热者,一般可见头晕口干、潮热多汗等症状。

【用法用量】 内服:煎汤,9～15 g;单味可用15～30 g。

【现代研究】 药理作用:地骨皮的乙醇提取物、水提取物及乙醚残渣水提取物、甜菜碱等均有转的解热作用。地骨皮煎剂及浸膏具有降血糖和降血脂作用。地骨皮浸剂、煎剂、酊剂及注射剂均有明显降压作用且能伴有心率减慢。

9. 大黄

【性味归经】 苦、寒。归脾、胃、大肠、肝、心包经。

【功效】 泻下攻积,清热泻火,凉血解毒,逐瘀通经。

【临床应用】 主要用于高血压之偏于阳亢有热者,一般多见头痛头胀、面热口干等症状。

【现代研究】 通过利尿、泻下、改善血液流变性等间接降血压作用。

10. 栀子

【性味归经】 苦,寒。归心、肺、三焦经。

【功效】 泻火除烦。清热利湿,凉血解毒。

【临床应用】 主要用于高血压之偏于阳亢有热者。

【用法用量】 煎服,5～10 g。外用生品适量,研末调敷。

【现代研究】 本品含异栀子苷、去羟栀子苷、栀子酮苷、山栀子苷、京尼平苷酸及黄酮类栀子素、三萜类化合物藏红花素和藏红花酸、熊果酸等。栀子煎剂及醇提取物有降压作用,其所含成分藏红花酸有减少动脉硬化发生率的作用。

(三)祛风湿药中有降压作用的中药

1. 臭梧桐

【性味归经】 辛、苦、甘、凉。归肝经。

【功效】 祛风湿、通经络、平肝。

【临床应用】 头疼、眩晕。本品性凉入肝,能凉肝平肝,治肝阳偏亢,头痛眩晕者,可单用,或与豨莶草同用,或与钩藤、菊花、夏枯草等配伍现常用于高血压。

【用法用量】 煎服,5～15 g;研末服,每次3 g。外用,适量。用于高血压不宜久煎。

【现代研究】 药理作用:臭梧桐煎剂及臭梧桐素B有镇痛作用,开花前较开花后的镇痛作用为强;煎剂及臭梧桐素B有镇静作用;其降血压作用以水浸剂与煎剂最强。

2. 桑寄生

【性味归经】 苦、甘,平。归肝、肾经。

【功效】 祛风湿,补肝肾,强筋骨安脑。

【临床应用】 风湿痹证;崩漏经多,妊娠漏血,胎动不安;本品尚能降血压,可用于高血压。

【用法用量】 煎服,9～15 g。

【现代研究】 桑寄生有降压作用;注射液对冠状血管有扩张作用,并能减慢心率而且有利尿作用;桑寄生水浸出液、乙醇-水浸出液和30%乙醇浸出液均对麻醉动物有降压作用。桑寄生酊剂0.1%～0.25%静脉注射对麻醉犬、猫亦有明显的降压作用。

3. 防己

【性味归经】 苦寒。归膀胱、肺经。

【功效】 利水消肿,祛风止痛。

【临床应用】 高血压中医辨证属痰湿偏盛者,可见眩晕、恶心、头目昏重、肢体浮肿等。对于高血压合并高脂血症或心功能不全者尤为适宜。

【用法用量】 内服:煎汤,6～10 g;或入丸、散。

【现代研究】 药理作用:粉防己能明显增加排尿量总碱及流浸膏或煎剂有镇痛作用。粉防己的有抗炎作用;对心肌有保护作用,能扩张冠状血管,增加冠脉流量,有显著降压作用,能抗心律失常。

4. 豨莶草

【性味归经】 辛苦寒。有小毒。归肝、肾经。

【功效】 风湿,利关节,解毒。

【临床应用】 可用于各类型的高血压,一般多见头晕、麻木等症状。对高血压之有脑血管并发症者,尤其适宜。

【用法用量】 内服:煎汤,9~12 g,大剂量可用 30~60 g;捣汁或入丸、散。用适量,捣敷,研末敷或煎水熏洗。清热解毒宜生用;祛风湿,通经络宜制用。

【现代研究】 本品含生物碱,酚性成分,豨莶苷,豨莶苷元,氨基酸、有机酸、糖类。还含有微量元素 Zn、Cu、Fe、Mn 等,有降压作用。以豨莶草的水漫液、乙醇-水浸液和 30% 乙醇浸出液有降低麻醉动物血压的作用。腺梗豨莶萜二醇酸[50 mg/(kg·d)]连续 10 d 灌服肾性高血压大鼠,有降压作用。使 Okamoto - SHR 高血压动物模型,口服腺梗豨莶萜二醇酸[50 mg/(kg·d)]与口服普萘洛尔[75 mg/(kg·d)]对照,萜二醇酸有抗高血压作用。腺梗豨莶草提取液能保留神经的兔耳血管舒张,并能阻断刺激神经引起的收缩血管反应,其血管舒张作用,是通过阻断收缩血管的交感神经的影响而产生的。另外豨莶草还含有 ACE(血管紧张素转化酶)抑制活性成分,实验表明豨莶草甲醇提取液能抑制期活动性 30%~40%。

5.桑枝

【性味归经】 微苦,平。归肝经。

【功效】 祛风湿利关节。

【应用】 可用于各类型的高血压,一般多见头晕、麻木等症状。对高血压之有脑血管并发症者,尤其适宜。

【用法用量】 此外,本品尚能利水,治水肿;煎服,9~15 g。外用,适量。祛风止痒,治白癜风、皮疹瘙痒:生津液,治消渴。

【现代研究】 化学成分桑枝含鞣质,蔗糖,果糖,水苏糖,葡萄糖,麦芽糖,棉子糖,阿拉糖,木糖等。近来从桑枝水提物中分得 4 个多羟基生物碱及 2 个氨基酸(γ-氨基丁酸-天门冬氨酸)。具有良好的降压效果,与桑叶、茺蔚子等煎水服,降压效果更佳。

(四)利水渗湿药中有降压作用的中药

1.冬瓜皮

【性味归经】 甘,凉。归脾、小肠经。

【功效】 利水消肿,清热解暑。

【临床应用】 水肿;暑热证。

【用法用量】 煎服,15～30 g。

【现代研究】 为草本冬瓜的干燥果皮,晒干,生用。与西瓜皮煎汤代水饮,可利尿消肿,解热除烦,有一定的利尿降压作用。

2. 玉米须

【性味归经】 甘平。归膀胱、肝、胆经。

【功效】 利水消肿,利湿退黄。

【临床应用】 水肿、黄疸。

【用法用量】 煎服,30～60 g。鲜者加倍。

【现代研究】 药理作用:玉米须有较强的利尿作用,还能抑制蛋白质的排泄。玉米须制剂有促进胆汁分泌,降低其黏稠度及胆红素含量。有增加血中凝血酶原含量及血小板数,加速血液凝固的作用。其利尿还可达到降压作用。

3. 茵陈

【性味归经】 苦、辛,微寒。归脾、胃、肝、胆经。

【功效】 清利湿热,利胆退黄。

【临床应用】 黄疸;湿疮瘙痒。

【用法用量】 煎服,6～15 g。外用适量。煎汤熏洗。

【现代研究】 茵陈有显著利胆作用,并有解热、保肝、抗肿瘤和降压作用。其煎剂对人型结核菌有抑制作用。乙醇提取物对流感病毒有抑制作用。

4. 泽泻

【性味归经】 甘、寒。归肾、膀胱经。

【功效】 利小便,清湿热。

【临床应用】 高血压之偏于痰湿者,一般可见眩晕、恶心、体胖等症状。对高血压合并高脂血症者尤宜。

【用法用量】 内服:煎汤,6～12 g;或入丸、散。

【现代研究】 泽泻有明显的利尿作用,大鼠皮下注射泽泻醇 B 显示尿量增加与钠排出增多,皮下注射泽泻醇 A-24-乙酸酯显示钠排出增加,由此认为泽泻醇 A-24-乙酸酯和泽泻醇 B 是泽泻的利尿成分。泽泻醇提物的水溶性部分能显著增加冠脉流量,对心率无明显影响,对心肌收缩力呈轻度的抑制作用。体外实验发现泽泻对正常和肝硬化大鼠具有明显的血管扩张作用。这可能是通过血管内皮细胞增加前列环素(PGI2)和一氧化氮(NO)的释放而发挥扩血管作用,该作用具有血管内皮依赖性;但实验表明,还存在其他扩血管机制。

5. 车前子

【性味归经】 甘,微寒。归肝、肾、肺、小肠经。

【功效】 清热利尿,渗湿通淋,明目,祛痰。

【临床应用】 主要用于高血压之偏于痰湿者,一般可见眩晕恶心、形体肥胖等症状。对高血压合并高脂血症者,尤为适宜。

【用法用量】 内服:煎汤,5～15 g,包煎;或入丸、散。外用:适量,水煎洗或研末调敷。

【现代研究】 药理研究表明,车前子有利尿作用,能增加尿量,增加尿素、氯化物、尿酸等的排泄,有祛痰止咳和抗菌作用,能使呼吸道分泌明显增加,痰液稀释而容易排出。对高血压亦有效。临床观察发现,单用本品治疗高血压、肠炎菌痢、急慢性支气管炎、泌尿系感染等,经 7～10 d 治疗,总有效率可达 80% 以上。研究表明,车前子在利尿过程中,可以排泄钠,这可能是车前子有降压作用的原因。据日本医学家研究发现,车前素能兴奋副交感神经,阻抑交感神经,由此使末梢血管扩张,导致血压下降。

(五)温里药中有降压作用的中药

1. 吴茱萸

【性味归经】 辛、苦、热,有小毒。归肝、脾、胃经。

【功效】 散寒止痛,疏肝下气,燥湿。

【临床应用】 原发性高血压中医证属肝阳不足之虚寒证者。

【用法用量】 内服:煎汤,1.5～5.0 g。

【现代研究】 吴茱萸中含有多种生物碱、柠檬苦素、挥发油等。吴茱萸次碱是吴茱萸中提取的一种吲哚喹唑啉类生物碱。研究显示。吴茱萸次碱有扩血管和降压作用,其机制主要涉及内皮细胞 Ca^{2+}-NO-cGMP 途径和其能促进降钙素基因相关肽的释放有关。

(六)消食药中有降压作用的中药

1. 山楂

【性味归经】 酸、甘、微温。归脾、胃、肝经。

【功效】 消食健胃,行气散瘀。

【临床应用】 高血压中医辨证属痰瘀阻络型见脾胃积滞、中脘胀痛、心腹刺痛及高脂血症者尤宜。

【用法用量】 内服:煎汤,3~10 g;或入丸、散。外用:适量,煎水洗或捣敷。

【现代研究】 近代药理研究发现,山楂提取物中含有类、有机酸类、黄酮类、萜类及多种维生素,如维生素 C、维生素 B 和胡萝卜素等物质,其单药及复方制剂均能降低血清胆固醇、三酰甘油脂蛋白的含量,能促进奥古蛋白活性,对抗氧自由基的损害,还能促进心肌收缩、改善冠脉流量及抗心律失常。黄酮是一大类植化成分,一般具有较强的抗氧化活性,也可降低血压。山楂果、叶和花的黄酮含量均较高。一些小规模临床试验显示:山楂提取物制剂治疗轻度高血压有效。以往的临床研究显示,山楂提取物可扩张冠状动脉,增强心脏的血液循环和产生轻微的降压作用,机制主要是山楂提取物中的黄酮具血管舒张作用,它通过减少外周血管的阻力,使升高的血压下降。

2. 莱菔子

【性味归经】 辛、甘,平。归肺、脾、胃经。

【功效】 消食除胀,降气化痰。

【临床应用】 主要用于高血压之偏于气滞痰阻者,一般多见头胀腹胀、眩晕纳呆等症状。

【用法用量】 内服:煎汤,4.5~9 g;或入丸、散,宜炒用。外用:适量,研末调敷。

【现代研究】　化学成分:莱菔子含莱菔素、芥子碱、脂肪油(油中含大量芥酸、亚油酸、亚酸)、糖类及多种氨基酸、维生素等。莱菔子提取液,有缓和而持续的降压作用,且效果稳定,重复性强,亦无明显毒副作用;其注射液的降压作用,与药物浓度有关。莱菔子还有抗菌、祛痰、镇咳、平喘、改善排尿功能及降低胆固醇、防止动脉硬化等作用。

3.鸡矢藤(消食药)

【药性】　甘、苦,微寒。归脾、胃、肝、肺经。

【功效】　消食健胃,化痰止咳,清热解毒,止痛。

【临床应用】　饮食积滞;痰咳嗽;热毒泻痢。

【用法用量】　煎服,15～60 g。外用适量,捣敷或煎水洗。

【现代研究】　鸡矢藤具有抗炎、镇痛、抑菌、抗肿瘤及影响胃肠道功能等多种药理作用,同时具有降低尿酸、保护肾脏、缓解咳嗽、抑制低密度脂蛋白氧化、保肝等作用。静注鸡矢藤制剂,对麻醉猫有较强的降压作用,在0.5 g/kg 剂量时,醇提取剂可使血压从正常水平下降54%,水提取剂可使血压下降34%,反复注射醇提取剂,表现出持久的降压作用,其降压效果与剂量成正比。

(七)止血药中有降压作用的中药

1.大蓟

【性味归经】　甘、苦,凉。归心、肝经。

【功效】　凉血止血,祛瘀消肿。

【临床应用】　高血压病中医辨证属肝火上炎型见头痛目赤、口苦咽干、衄血吐血诸症者。

【用法用量】　内服:煎汤,5～10 g;鲜品可用 30～60 g。外用:适量,捣敷。

【药理研究】　大蓟中降压的有效成分为生物碱和大蓟苷,应用大蓟的根水煎液和根碱液都有显著而持久的降压作用,收缩压与舒张压都可得到缓解,降压的同时使心率减退及心肌收缩力减弱。

2. 三七

【性味归经】 甘微苦温。归肝、胃经。

【功效】 散瘀止血,消肿定痛。

【临床应用】 用于高血压病有瘀血阻滞,见肢体麻木、胸腹刺痛、舌质紫暗有瘀斑者尤宜。

【用法用量】 内服:煎汤,3~9 g;研粉吞服,每次 1~3 g;或入丸、散。外用:适量,磨汁涂或研末调敷。

【现代研究】 本品主要含皂苷、黄酮苷、氨基酸等。止血活性成分为三七氨酸。能够降低血压,减慢心率,对各种药物诱发的心律失常均有保护作用;能够降低心肌耗氧量和提高氧利用率,扩张脑血管,增强脑血管流量,改善体液免疫功能,具有镇痛、镇静、保肝、抗炎、抗衰老等作用。

3. 生槐花

【性味归经】 苦,微寒,归肝、大肠经。

【功效】 凉血止血、清肝泻火。

【临床应用】 血热出血证;目赤,头疼。

【用法用量】 煎服,10~15 g,外用适量。

【现代研究】 槐花有降压、扩张冠状动脉等作用。槐花液对麻醉狗有短暂但显著的降压作用,其所含主要成分芦丁有维生素 P 样作用,能够降低毛细血管的异常通透性、脆性,可用于高血压、脑出血等症的治疗和预防,能维持血管抵抗力等;其所含的槲皮素有降低血压、增强毛细血管抵抗力、减少毛细血管脆性、扩张冠状动脉、增加冠脉血流量等作用。

(八)活血化瘀药中有降压作用的中药

1. 川芎

【性味归经】 辛,温。归肝、胆、心包经。

【功效】 活血行气,风止痛。

【临床应用】 高血压病中医辨证属瘀血阻滞,见头痛肢麻胸胁刺痛者尤宜。

【用法用量】 内服:煎汤,3~10 g;研末:1.0~1.5 g/次;或入丸、散。

外用:适量,研末撒或煎汤漱口。

【现代研究】 川芎在心血管系统应用中的有效成分主要是川芎嗪,是川芎的根茎中提取的生物碱,化学结构为四甲基吡嗪,其具有保护心脏、扩张血管、活血化瘀、抗血小板聚集等多种作用,广泛用于心血管疾病的治疗,它的降压作用主要是通过直接扩张血管和抗血小板凝集所引起的。

2. 延胡索

【性味归经】 辛,苦,温。归肝、经。

【功效】 活血利气止痛。

【临床应用】 主要用于高血压之偏于瘀血阻滞者,一般可见头痛麻木、胸闷等症状。对高血压之以头痛为主症或并发冠心病者,尤为适宜。

【用法用量】 内服:煎汤,3~10 g;研末服,1.5~3 g;或入丸、散。

【现代研究】 延胡索具有增大犬冠状动脉血流量和降低血压的作用。故对高血压偏瘫、脑血栓、脑血管痉挛、心肌梗死可能有益。具有降低麻醉狗外周血管阻力的作用,并发现其对外周血管有扩张作用,与胆碱受体的兴奋有关。可使麻醉犬脑与下肢血流量增加、血管阻力减轻,血压轻度下降,提示有扩张脑血管和下肢血管的作用,并可对抗去甲肾上腺素引起的脑血管与下肢血管的紧张状态。

3. 丹参

【性味归经】 苦,微寒。归心、肝经。

【功效】 祛瘀止痛,活血通经,清心除烦。

【临床应用】 主要用于高血压之偏于瘀血阻滞者,一般可见头痛眩晕、胸闷麻木等症状。对高血压之有心、脑及其他血管并发症者,尤为适宜。

【用法用量】 内服:煎汤,5~15 g,大剂量可用至30 g。

【现代研究】 丹参具有如下功能:扩张冠脉,增加冠脉血流量,改善心肌缺血,促进心肌缺血或损伤的恢复,缩小心肌梗死范围;能提高耐缺氧能力,对缺氧心肌有保护作用;能改善微循环,增进血液流速;能扩张血管,降低血压。能改善血液流变性,降低血液黏度,抑制血小板聚集和凝血功能。激活纤溶,对抗血栓形成;能保护红细胞膜。能调节血脂,抑制动脉粥样硬斑块的形成。

4. 怀牛膝

【性味归经】 苦、酸,平。归肝、肾经。

【功效】 活血瘀,补肝肾,强筋骨,引血下行,利尿通淋。

【临床应用】 本品味苦善泄,能引血下行,导热下泄,以降上炎之火,故常用于高血压之火热上逆及阴虚阳亢证。

【用法用量】 内服:煎汤,6～15 g;或浸酒;或入丸、散。外用:适量,捣敷;或捣汁滴鼻;或研末撒。补肝肾、强筋骨宜酒炒;活血通经、利尿通淋引血下行生用。

【现代研究】 牛膝含有三萜皂苷(经水解后成为齐墩果酸和糖)、蜕皮甾酮、牛膝色酮、紫茎牛膝甾酮等甾体类成分和多糖类成分。此外,牛膝还含有精氨酸等 12 种氨基酸及生物碱类、香豆素类等化合物和铁、铜等微量元素。牛膝醇提取物对实验动物心脏有抑制作用,煎剂对麻醉犬心肌亦有抑制作用。煎剂和醇提液有短暂的降压和轻度利尿作用,并伴有呼吸兴奋作用。怀牛膝能降低大鼠全血黏度、血细胞比容、红细胞聚集数,并有抗凝作用。蜕皮甾酮有降脂作用,并能明显降低血糖。

5. 益母草

【性味归经】 辛、苦,微寒。归心、肝、膀胱经。

【功效】 活血祛瘀,利尿消肿。

【临床应用】 本品性辛苦,既可活血化瘀,又能利水消肿,故可用于高血压中医辨证属瘀血内阻并伴有小便不利或水肿症状者。

【用法用量】 内服:煎汤,10～15 g,大剂量可用至 30 g;或浸酒;或入丸、散。

【现代研究】 药理研究证明,益母草的水浸剂、种子水浸出液、乙醇浸液、益母草总碱、花的煎剂对麻醉动物静脉注射均有降低血压作用。用益母草碱(2 mg/kg)注射于麻醉猫的静脉,立即见血压下降,数分钟后即恢复,这种短暂性的血压下降在两侧迷走神经切断后也仍能发现。若先使用阿托品,然后注射益母草碱,血压下降即不显著,这表明益母草碱的降压作用不在迷走神经中枢而可能是对迷走神经末梢兴奋作用所致。此药毒副作用很小,它的水煎剂、酊剂或水浸出液均可用于治疗原发性高血压。该药一般用法是以生药 10～20 g 入煎剂。

6. 鸡血藤

【性味归经】　苦微甘,温。归肝、肾经。

【功效】　行血补血,调经,舒筋活络。

【临床应用】　主要用于高血压之偏于瘀血阻滞者,见肢体麻木者。

【用法用量】　煎服,10～30 g。或浸酒服,或熬膏服。

【现代研究】　化学成分:主要含有异黄酮类化合物如刺芒柄花素、大豆黄素等,三萜类化合物如表木栓醇、木栓酮等以及甾体类化合物如 β-谷甾醇、胡萝卜素苷、油菜甾醇、鸡血藤醇等。具有扩张血管、行气活血、降低血压的作用。

(九)化痰止咳平喘药中有降压作用的中药

1. 马兜铃

【性味归经】　苦,微寒。归肺、大肠经。

【功效】　清肺降气,止咳平喘,清肠消痔。

【临床应用】　主要用于高血压之偏于阳亢有热者,一般可见头晕面赤症状。

【用法用量】　内服:煎汤,3～9 g;或入丸、散。

【药理研究】　马兜铃水煎剂具有温和而持久的降压作用,且对高血压头痛、头昏症状改善显。临床应用含马兜铃酸的药物治疗高血压性肾病应慎重。

2. 银杏叶

【性味归经】　甘、苦、涩,平。归肺、大肠经。

【功效】　传统功效:敛肺平喘,活血止痛;现代功效:活血化瘀,通脉舒络。

【临床应用】　主要用于高血压之血脉痹阻者。

【用法用量】　内服:煎汤,3～6 g;或入丸、散。

【现代研究】　银杏叶提取物的主要成分是银杏总黄酮苷和银杏内酯等,药理研究其有增强心功能、改善微循环、降低血液黏稠性、抗血小板活化因子、清除体内自由基和明显的凝血因子Ⅰ溶解作用。将黄酮类给兔动脉注射,能增加颈动脉及兔耳血管的血流量。银杏叶的乙醇提取物能对抗肾上腺素所致的兔耳血管收缩。

(十)平肝熄风药中有降压作用的中药

1. 钩藤

【性味归经】 味甘、微苦,微寒。归肝、心包经。

【功效】 清热平肝,息风定惊。

【临床应用】 对高血压病属肝阳上亢者见头目胀痛、眩晕诸症者尤宜。

【用法用量】 内服:煎汤,6~15 g,不宜久煎(以 20 min 为宜);或入散剂。

【现代研究】 钩藤总碱是从钩藤中提出的生物碱,主要是藤碱,为吲哚类生物碱,无论钩藤煎剂、钩藤碱或钩藤总碱对麻醉动物都有降压作用。其降压机制被认为是由于直接或间接抑制血管运动中枢及其对交感神多或神经节的阻断作用。另外,它的降压作用因充分依赖于迷走神经的完整而具有明显的胆碱能性质。近年的实验表明,钩藤碱能抑制外 Ca^{2+} 经电位依赖性 Ca^{2+} 通道(PDC)的内流抑制细胞内 Ca^{2+} 释放,此作用与经典的钙拮抗药 Veramil 相似,故推测钩藤碱也是一种钙拮抗药。

2. 羚羊角

【性味归经】 咸,寒。归肝、心经。

【功效】 清热镇惊,平肝息风,明目退翳,凉血解毒。

【临床应用】 本品咸寒,入心肝二经,咸寒质重,能清热定惊,平肝息风,故常用于高血压病之热闭神昏及肝风内动之证。

【用法用量】 内服:煎汤,1.5~3 g,宜先煎 2 h 以上;研末,每次 0.3~0.6 g;或磨汁,或入丸、散。外用:适量,煎汤或磨汁涂敷;研末或调敷。

【现代研究】 化学成分:本品主含角质蛋白,其水解后可得 1 种氨基酸及多肽物质。尚含多种磷脂、磷酸钙、胆固醇、维生素 A 等。此外,含多种微量元素。羚羊角的药理作用主要体现在镇静催眠、抗惊厥、镇痛、抗癫痫、抗炎、解热、抗病原微生物、抗血栓、改变血管通透性、抗高血压、镇咳祛痰、增强免疫等方面,在防治多发病、常见病方面发挥着重要作用。

3. 石决明

【性味归经】 咸,寒。归肝、肾经。

【功效】 平肝潜阳,清肝明目,利尿通淋。

【临床应用】 本品寒质重沉降,专入肝经,能平肝潜阳,故常用于高血压病之肝阳上亢所致头痛眩晕等症。

【用法用量】 内服:煎汤 15 ~ 30 g,打碎先煎;或入丸、散。外用:适量,煅研末水飞点眼。

【现代研究】 石决明中含碳酸钙 90% 以上,此外尚有少量铁、锰、锌和硒等研究表明,石决明的药用活性成分主要是锰和硒等元素,同时钙亦为石决明中的主要成分,采用"血清药物化学"的方法研究石决明中的锰、硒、钙的含量,结果表明:在血清中均含这 3 种元素,进一步证实了这 3 种元素及其化合物是石决明的活性成分,它们能够进入血液而发挥其药效作用。

4. 牡蛎

【性味归经】 咸、涩,微寒。归肝、心、肾经。

【功效】 平肝潜阳,镇惊安神,软坚散结,收敛固涩。

【临床应用】 本品性寒质重,人肝肾经能潜肝阳,息肝风,益肾阴,故常于高血压病之肝阳上亢及肝风内动等证。

【用法用量】 内服:煎汤,15 ~ 30 g,先煎;或入丸、散。外用:适量,研末或调敷。收敛固涩宜煅用,余均生用。

【现代研究】 牡蛎含锌量极高,每 100 g 含有 1 280 mg 锌,锌镉比例为 378∶1,两者相差悬殊,故服用牡蛎可增加体内的含锌量,提高机体的锌镉比例,有利于改善高血压的症状。实验证明锌镉含量对比关系的变化,是引起高血压的原因。当锌镉比例下降时,对人体无用的镉可取代锌而积聚在这些器官中,从而干扰某些需要锌的酶系统,使实验动物产生与人的高血压完全一样的症状:心脏扩大,肾血管病变,血压升高,动脉粥样硬化病情加重等。

5. 珍珠母

【性味归经】 甘、咸,寒。归肝、心经。

【功效】 镇心安神,平肝潜阳,清肝明目。

【临床应用】 本品咸寒沉降,有平肝潜阳息风定惊之功,故常用于高血压之眩晕头等症。

【用法用量】 内服:煎汤,15~30 g,打碎先煎;或入丸、散。外用:适量,研粉外敷或点眼。

【现代研究】 珍珠母注射液及提取物牛磺酸,可明显缩短小鼠出血时间;增强大鼠离体子宫、兔离体和在体子宫的收缩力;另有镇静作用。

6. 代赭石

【性味归经】 苦、甘,寒。归肝、胃、心经。

【功效】 平肝潜阳,镇心降逆,坠痰止血。

【临床应用】 本品苦寒质重既能潜降肝阳,又能清泄肝热,故常用于高血压之肝阳上亢证。

【用法用量】 内服:煎汤,15~30 g,打碎先煎;研末,每次 3 g;或入丸、散。外用:适量,研末撒或调敷。一般宜生用,止血宜煅用。

【现代研究】 代石主要含三氧化二铁,其中含铁70%、含氧30%,另有报道本品除大量铁质外,并含中等量硅酸及铝化物,小量镁、锰、钙。内服后能收胃肠壁,保护胃肠黏膜。吸收入血,能促进血细胞的新生。

7. 天麻

【性味归经】 甘、辛平。归肝经。

【功效】 平肝潜阳息风止痉。

【临床应用】 主要用于高血压之偏于肝风内动者,一般可见头痛眩晕、肢体麻木、偏瘫等症状。

【用法用量】 内服:煎汤,3~10 g;或入丸、散研末吞服,1~1.5 g/次。

【现代研究】 本品含天麻苷、天麻苷元/β-甾谷醇、胡萝卜苷、枸橼酸、单甲酯、棕榈酸、琥珀酸和蔗糖等;尚含天麻多糖、维生主素 A、多种氨基酸、微量生物碱,及多种微量元素,如铬、锰、铁、钴、镍、铜、锌等。天麻还有降低外周血管、脑血管和冠状血管阻力,并有降压、减慢心率及镇痛抗炎作用,天麻多糖有免疫活性。

8. 蒺藜

【性味归经】 辛苦微温。有小毒。归肝经。

【功效】 平肝解郁,活血祛风,明目止痒。

【临床应用】 可用于各类型的高血压,一般多见头痛、眩晕等症状。

【用法用量】 内服:煎汤,6~9 g;或入丸、散。外用:适量,煎水洗或研末调敷。

【药理研究】 蒺藜皂苷对脑动脉硬化症和脑血栓形成的后遗症有较好的效,研究显示其能增加脑缺血部位的血供,起到改善脑循环、保护缺血脑组织的作用。环磷酸腺苷(cAMP)在各种生理过程中担任很重要的第二信使的任务,抑制钙依赖性的磷酸二酯酶(PDE)而使 cAMP 含量升高是脑血管、冠状动脉和外周血管扩张的一个重要机制。现国内外已将测定某化合物对PDE 是否有抑制作用作为寻找治疗心血管疾病的初筛实验。

9. 决明子

【性味归经】 苦、甘、咸,微寒。归肝、肾、大肠经。

【功效】 清肝明目,润肠通便。

【临床应用】 本品苦寒泄热,甘咸益阴,既能清肝火,又能益肾阴,可用血压病之肝阳上亢所致头痛眩晕者。

【用法用量】 内服:煎汤,9~15 g,大剂量可至30 g;或入丸、散;或泡外用;适量,研末调敷。

【现代研究】 决明子的药用有效成分主要为蒽醌化合物大黄素、大黄素甲醚、钝叶素及其苷类,能清热明目、通便,降压效果稳定并降血脂的作用,副作用较小。

10. 僵蚕

【性味归经】 辛、咸平。归肝肺、胃经。

【功效】 息风止痉散结解毒,祛风止痒。

【临床应用】 可用于原发性高血压中医辨证属肝阳上亢者。

【用法用量】 内服:煎汤,3~10 g;研末,1~3 g,或入丸、散。外用:适量,煎水洗;研末撒或调敷。一般炙用,散风热宜生用。

【现代研究】 僵蚕提取液体外和注射小鼠体内实验表明,乙醇提取物对凝血系统两条途径的凝血酶具有明显的抑制作用,凝血酶时间延长说明了僵蚕对凝血酶–凝血因子Ⅰ反应的直接抑制作用,而且作用比较持久。僵蚕通过活化纤溶系统,与抑制血栓形成有关。

11. 地龙

【性味归经】 咸,寒。归肝、脾膀胱经。

【功效】 清热定惊通络,平喘利尿。

【临床应用】 主要用于高血压之偏于阳亢有热者,一般可见头痛烦躁、苦口干、面红目赤等症状。对高血压脑部并发症的预防与治疗,亦有明显效果。

【用法用量】 内服:煎汤,5～10 g,研末入丸、散,1～2 g/次;鲜品拌糖或盐水服。外用:适量,研末擦或调涂;鲜品捣烂或取汁涂敷。

【临床研究】 现代药理研究证实,地龙含次黄嘌呤、琥珀酸、蚯蚓解热碱、蚯蚓素及多种氨基酸,具有降压、抗心律失常、抗血栓形成及镇静抗惊厥作用,治疗原发性和肾性高血压疗效均确切。

12. 罗布麻叶

【性味归经】 淡、涩、微寒,归肝经。

【功效】 平肝清热,降压,利水。

【临床应用】 用于肝阳上亢或肝热型高血压,见头痛眩晕、心悸失眠、浮尿少诸症。

【用法用量】 内服:煎汤,6～12 g;或开水泡服代茶饮。

【现代研究】 罗布麻叶降压的有效成分为槲皮素、异槲皮素,它们同为黄酮类化合物。实验证明,肾型血压犬用罗布麻煎剂灌胃后2 h,血压已明显下降并能持续3 d左右,其降压机与抑制血管运动中枢及血管扩张有关。近年有人研究了大花罗布麻叶的药用,发现大花罗布麻叶浸膏乙醇提取物口服,能使大鼠血压缓慢而持续降低;静脉注射,能使大鼠收缩压和舒张压明显下降;对肾性高血压大鼠亦呈明显的降压作用。另外,大花罗布麻叶还能降低血清三酰甘油,改善心功能,抑制小板聚集,可能有抗衰老作用。与罗布麻浸膏比较,大花罗布麻浸膏降压效果更好,更安全。这说明它是一种多功能的降压药物,尤其适合于老年高血压患者。

13.牛黄

【性味归经】　苦、甘,凉。归心、肝经。

【功效】　清心豁痰开窍,凉肝息风定惊,清热解毒,清凉镇降。

【临床应用】　本品苦凉清降,配生地黄、栀子、黄芩、菊花等,用治高血压属实者。

【用法用量】　内服:研末,每次0.2～0.5 g;多入丸、散。外用:适量,研末撒或敷。

【现代研究】　药理作用:牛黄有镇静抗惊厥及解热作用,可增强离体蛙心心肌收缩力;牛黄主要成分胆红素有降压及抑制心跳作用;牛黄水溶液成分SMC具有胆囊收缩作用,所含胆酸尤其是脱氧胆酸,均能松弛胆道口括约肌,促进胆汁分泌而有利胆作用;牛磺酸对四氯化碳引起的急性及慢性大鼠肝损害有显著的保护作用;家兔静脉滴注牛黄,可使红细胞显著增加;牛黄还有抗炎、止血、降血脂等作用。

(十一)开窍药中有降压作用的中药

石菖蒲

【药性】　辛、苦,温。归心、胃经。

【功效】　开窍醒神,化湿和胃,宁神益志。

【临床应用】　痰蒙清窍,神志昏迷;湿阻中焦,腹痞满,胀闷疼痛等。

【用法用量】　煎服,3～9 g。鲜品加倍。

【现代研究】　石菖蒲油、石菖蒲水和醇提取物均有降血压作用。石菖蒲32 mg/kg静注,使麻醉猫血压下降48.2%,对麻醉猫和脊髓猫有相同降压作用。

(十二)补虚药中有降压作用的中药

1.人参

【性味归经】　甘微苦微温。归经。

【功效】　大补元气补脾益肺,生津止渴,安神增智。

【临床应用】　常用于高血压之阳气虚者,一般多见头晕足冷、倦怠乏力等症状。

【用法用量】 内服:5～10 g,宜文火另煎,将参汤兑入其他药汤内饮服。研末吞服,每次 1～2 g,日服 2～3 次;或入丸、散。

【现代研究】 人参皂苷是人参生理活性的主要物质基础,人参还含有挥发油、多种有机酸、人参酸,有扩张血管和降压作用。人参对整体动物的冠状动脉脑血管、椎动脉和肺动脉都有扩张作用,可改善这些器官的血液循环。人参皂苷对血压有双向调节作用,并与剂量及机体功能状态有关。小剂量人参可使血升高,大剂量使血压下降。使用阿托品后,降压作用明显减弱,故认为人参降压是由于阻滞 M 胆碱受体的结果。最近研究表明,人参皂苷的降压作用还可能激动突触前膜 α 受体,减少交感递质释放有关。

2. 何首乌

【性味归经】 苦、甘、涩。归肝、肾经。

【功效】 制用:补益精血;生用:解毒、截疟;润肠通便。

【临床应用】 养血益肝,固精益肾,健筋骨,乌髭发,为滋补良药。

【用法用量】 煎服,5～15 g;研末服,每次 3 g。外用,适量。用于高血压不宜久煎。

【现代研究】 首乌具有降血脂、减少血栓形成之功效。血脂增高者,常饮首乌疗效十分明显其制作方法为取制首乌 20～30 g,加水煎煮 30 min 后,待温凉后当茶饮用,或者配中药复中,每天 1 剂。

3. 黄芪

【性味归经】 甘,微温。归脾、肺经。

【功效】 补气升阳,益卫固表,托毒生肌,利水消肿。

【临床应用】 常用于高血压之阳气虚者,一般多见头目眩晕、自觉头重脚轻、四肢发冷、倦怠乏力等症状。

【用法用量】 内服:10～15 g,大剂量可用 30～60 g,补气升阳宜炙。

【现代研究】 黄芪对多种动物静脉注射均可使其血压下降,其降压的有效成分为氨基丁酸及黄芪甲苷等,黄芪的降压作用可能是直接扩张外周血管的结果。

4. 淫羊藿

【性味归经】　辛、甘,温。归肝、肾经。

【功效】　补肾阳,强筋骨,祛风湿。

【临床应用】　常用于高血压之阴损及阳者,一般多见头晕足冷、口中和等症状。

【用法用量】　内服:煎汤 3 ~ 9 g,大剂量可用至 15 g;或浸酒、熬膏;或入丸散。

【现代研究】　①化学成分:淫羊藿类植物的化学成分主要是黄酮类化合物,还含有木脂素、生物碱和挥发油等。②药理作用:淫羊藿能增强下丘脑—垂体—性腺轴及肾上腺皮质轴、胸腺轴等内分泌系统的分泌功能;淫羊藿提取液能影响"阳痿"模型小鼠 DNA 合成,并促进蛋白质的合成调节细胞代谢,明显增加动物体重及耐冻时间;淫羊藿醇浸出液能显著增加离体兔心冠脉流量,淫羊藿煎剂及水煎乙醇浸出液给兔、猫、大鼠静注,均有降压作用。

5. 杜仲

【性味归经】　甘、微辛,温。归肝、肾经。

【功效】　补肝肾,强筋骨,安胎。

【临床应用】　主要用于高血压之偏于肝肾亏虚者,一般多见头晕、腰酸、夜尿多等症状。其剂量要求大于 20 g/d,才有较好的降压效果。

【用法用量】　内服:煎汤,20 ~ 30 g;或入丸、散。

【注意事项】　阴虚火旺者慎服。

【现代研究】　经现代科学手段对活性成分进行研究,表明杜仲具有良好的降血压作用,近年来国内外均肯定其作用,生药煎剂及松脂醇二葡萄糖苷和丁香脂二葡萄糖苷均有明显的降压作用。治疗高血压症,亦可与黄芩、夏枯草同用,其平肝降压效果更佳。

6. 冬虫夏草

【性味归经】　甘,平。归肺、肾经。

【功效】　补肺益肾,止血化痰。

【临床应用】　主要用于高血压之偏于肝肾亏虚者,一般可见耳鸣、腰酸等症状。

【用法用量】 内服:煎汤,5~10 g,或入丸、散;或与鸡鸭炖服。

【现代研究】 冬虫夏草的抗高血压作用已被人们所认识,其抗高血压作用与其扩血管作用已有报道,腺苷被认为是其扩张心脏和外周血管的活性成分之一。此外,冬虫夏草还具有改善心脏功能的作用。通过对肾性高血压大鼠模型,灌胃给予冬虫夏草水煎剂后发现其可以降低模型动物血压,并可以逆转高血压时发生的心肌肥厚及血管重构。研究发现高血压患者服用冬虫夏草和黄芪 8 周后,心室舒张功能明显得到改善,且血脂降低,并且在治疗期间,没有发现 1 例不良反应。说明冬虫夏草可以作为一个安全有效的抗高血压药应用于临床。

7. 当归

【性味归经】 甘、辛,温。归肝、心、脾经。

【功效】 补血活血,调经止痛,润肠通便。

【临床应用】 主要用于高血压之偏于瘀血阻滞者,一般可见头痛麻木、心悸不适等症状。对高血压之有脑及其他血管并发症者,尤为适宜。

【用法用量】 内服:煎汤,6~12 g;或入丸、散,或浸酒、熬膏。

【现代研究】 当归能扩张血管、降低外周阻力、增加器官血流量、抑制血栓素生成、增加依前列醇、增加细胞表面电荷、降低血黏度和改善微循环;当归亦能降低血脂、抑制脂质沉积于血管壁、拮抗自由基对组织的损害,从而使血管内皮细胞功能得以改善,使内皮素合成与释放减少。

8. 女贞子

【性味归经】 甘、苦,凉。归肝、肾经。

【功效】 滋补肝肾,乌须明目。

【应用】 主要用于高血压病之偏于肝肾亏虚者,一般可见耳鸣、腰酸等症状。

【用法用量】 煎服,6~12 g。因主要成分齐墩果酸不易溶于水,故以入丸剂为佳。本品以黄酒拌后蒸制,可增强滋补肝肾作用,并使苦寒之性减弱,避免滑肠。

【现代研究】 化学成分:本品含果酸、乙齐墩果酸、熊果酸、甘露醇、葡萄糖、棕榈酸、硬脂酸、油酸、亚油酸等成分。增加冠状动脉血流量,有降低血脂、降血糖、降低血液黏度的作用。

9. 枸杞子

【性味归经】　甘、平;归肝、肾经。

【功效】　滋补肝肾,益精明目。

【临床应用】　高血压肝肾阴虚之头晕目眩、腰膝酸软、遗精滑泄、耳聋、牙齿松动、须发早白、失眠多梦。

【用法用量】　煎服,6~12 g。

【现代研究】　化学成分:本品含甜菜碱、多糖、粗脂肪、粗蛋白、硫胺素、核黄素、烟酸、胡萝卜素、抗坏血酸、烟酸、谷甾醇、亚油酸、微量元素及氨基酸等成分。药理作用:枸杞子对免疫有促进作用,同时具有免疫调节作用;可提高血睾酮水平,起强壮作用;对造血功能有促进作用;对正常健康人也有显著升白细胞作用;还有抗衰老、抗突变、抗肿瘤、降血脂、保护肝功能及降血糖、降血压作用。

10. 黄精

【性味归经】　甘平归脾、肺、肾经。

【功效】　补气养阴,健脾,润肺,益肾。

【用法用量】　煎服,9~15 g。

【临床应用】　高血压肝肾阴虚之头晕目眩、腰膝酸软、遗精滑泄、耳聋、牙齿松动、须发早白、失眠多梦。

【现代研究】　化学成分:本品含黄精多糖、低聚糖、黏液质、淀粉及多种氨基酸(囊丝黄精还含多种蒽醌类化合物)等成分。有增加冠脉流量及降压作用,并能降血脂及减轻冠状动脉粥样硬化程度;对肾上腺素引起的血糖过高呈显著抑制作用。

11. 绞股蓝

【性味归经】　甘、苦,寒。归脾、肺经。

【功效】　益气健脾,化痰止咳,清热解毒。

【临床应用】　高血压、糖尿病、高脂血症、血小板减少。

【用法用量】　煎服,10~20 g;亦可泡服。

【现代研究】 绞股蓝有很好的降压作用、还具有降血脂、促进睡眠、消炎解毒,其降压作用通过缓解脑血管及外周血管阻力,加大冠状动脉血流量,使血液流通顺畅。

12.山药

【性味归经】 甘,平。归脾、肺、肾经。

【功效】 益气养阴,补脾肺肾,固精止带。

【临床应用】 气虚型高血压患者。

【用法用量】 煎服,15～30 g。炒可增强补脾止作用。

【现代研究】 山药有益气补脾、降压补肾的作用。

(十三)安神药中有降压作用的中药

1.龙骨

【性味归经】 甘、涩,平。归心、肝、肾、大肠经。

【功效】 镇心安神,平肝潜阳,收涩固脱,止血敛疮。

【临床应用】 原发性高血压中医辨证属肝阳上亢、心神失养者。

【用法用量】 内服:煎汤,15～30 g,打碎先煎;或入丸、散。安神、平肝宜生用,收涩、止血、敛疮宜煅用。

【现代研究】 中药龙骨为古代哺乳类动物如三趾马、犀类、牛类、鹿类、象类等的骨骼化石,属于矿物类中药的钙化物类,含有锌(在龙骨中的含量51.0 mg/kg)、铜(在龙骨中的含量为 11.0 mg/kg)、锰(在龙骨中的含量为223.0 mg/kg)、铁(在龙骨中的含量约为 5 870 mg/kg)以及钼、钴、铬、镍、硒等10 多种人体所必需的微量元素,这些微量元素可能是龙骨的药理作用基础。

2.酸枣仁

【性味归经】 味甘、性平。归心、肝、胆经。

【功效】 养心益肝,安神,敛汗,生津。

【临床应用】 高血压中医辨证属肝阳上亢、心神失养者。

【用法用量】 煎服,9～15 g。研末吞服,每次 1.5～2 g。本品炒后质脆易碎,便于煎出有效成分,可增强疗效。

【现代研究】 ①化学成分:本品含皂苷,其组成为酸枣仁皂苷 A 及 B。并含三萜类化合物及黄酮类化合物。此外,含大量脂肪油和多种氨基酸、维生素 C、多糖及植物甾醇等。②药理作用:酸枣仁皂苷、黄酮苷、水及醇提取物分别具有镇静催眠及抗心律失常作用,并能协同巴比妥类药物的中枢抑制作用;其水煎液及醇提取液还有抗惊厥、镇痛、降体温、降压作用;此外,酸枣仁还有降血脂、抗缺氧、抗肿瘤、抑制血小板聚集,增强免疫功能及兴奋子宫作用。

(十四)收涩药中有降压作用的中药

1.莲子心

【性味归经】 甘、涩、平、归心、脾、肾经。

【功效】 补脾止泻,益肾固精,养心安神。

【临床应用】 原发性高血压中医辨证属心脾两虚证者。

【用法用量】 内服煎汤,6~10 g。

【现代研究】 莲心碱是从莲子的胚芽中提取的生物碱结构与粉防己碱类似同属双节基异喹啉类生物碱,它本身降压作用短而弱,改变成季铵盐"0-甲基-莲心碱硫酸甲脂季铵盐"后,称甲基莲心碱,其降压作用强而持久。药理研究发现甲基莲心碱能有效降低多种动物血压,降压效果随剂量增加而增强,作用时间延长。其降压机制主要是通过直接扩张血管平滑肌而使血压下降,即主要是阻断肾上腺素 α 受体和较弱的钙拮抗作用而发挥降压作用。甲基莲心碱还有抗心律失常作用,是一种多功能的降压新中药成分。

研究发现平肝熄风药、补虚药、清热类、活血化瘀类、利水渗湿类和解表类药物位居治疗原发性高血压的前 6 位,丹参、黄芪、川芎、葛根、钩藤、天麻、大黄、泽泻、黄连、茯苓、白术、柴胡、黄芩、菊花、夏枯草、桑寄生、附子、女贞子等 50 味中药为临床治疗高血压最常用药。

三、复方中成药降压中药

中成药以其简便、有效、使用安全的特点在临床得到广泛应用。中成药的使用也遵循中医的辨证论治、整体观念,讲究病证结合、药证相符。《中国药典》2015 年版收载治疗高血压或具有降压作用的中成药总共有 55 种,其中以平肝熄风药、益气活血药、滋阴药为主。现将目前临床常用的 69 种中成药进行以下分类。

(一)具有平肝潜阳功效的中成药制剂

1. 山菊降压片

功能:平肝潜阳,用于阴虚阳亢所致的头痛眩晕、耳鸣健忘、腰膝酸软、五心烦热、心悸失眠;高血压见上述证候者。

药物组成:山楂、菊花、泽泻(盐炙)、夏枯草、小蓟、决明子(炒)。

2. 清脑降压片

功能:平肝潜阳,用于肝阳上扰所致眩晕。

药物组成:黄芩、夏枯草、槐米、磁石(煅)、牛膝、当归、地黄、丹参、水蛭、钩藤、决明子、地龙、珍珠母。

3. 脑立清胶囊

功能:平肝潜阳、醒脑安神,用于肝阳上亢所致头目眩晕。

药物组成:磁石、赭石、珍珠母、半夏(制)、酒曲、酒曲(炒)、牛膝、薄荷脑、冰片、猪胆汁。

4. 心脑静片

功能:平肝潜阳、清心安神,用于肝阳上亢所致眩晕。

药物组成:莲子心、珍珠母、槐米、黄柏、木香、黄芩、夏枯草、钩藤、龙胆、淡竹叶、铁丝威灵仙、胆南星(制)、甘草、牛黄、朱砂、冰片、木香、甘草。

5. 松龄血脉康胶囊

功能:平肝潜阳、镇心安神。

药物组成:松叶、葛根、珍珠层粉。

6. 全天麻胶囊

功能:平肝息风止痉,用于治疗由于肝风上扰所致诸症。肝阳偏亢,风阳上扰,以致头部胀痛,眩晕;肝阳过亢,血随气逆,并走于上,则出现肢体麻木、癫痫抽搐。

药物组成:天麻。

7.复方羚羊降压片

功能:清肝息风降压,用于高血压病中医辨证属肝阳上亢,风气内动或有中风先兆如肢体麻木、视物不清、语言失利者。

药物组成:羚羊角、夏枯草、黄芩、槲寄生。

8.脉君安片

功能:平肝息风,解肌止痛。用于高血压病中医辨证属肝阳上亢型,见头痛眩晕、颈项强痛、失眠心悸等症。

药物组成:钩藤、氢氯噻嗪、葛根。

9.镇心降压片

功能:降压。用于高血压。

药物组成:梧桐叶浸膏、山楂稠膏、僵蚕、珍珠。

10.菊明降压片

功能:降压。用于高血压。

药物组成:野菊花、决明子。

11.山楂降压片/山菊降压片

功能:平肝潜阳。用于阴虚阳亢所致的头痛眩晕、耳鸣健忘、腰膝酸软、五心烦热、心悸失眠;高血压病症见上述证候者。

药物组成:山楂,菊花,泽泻(盐制),夏枯草,小蓟,决明子(炒)。

12.山绿茶降压片

功能:清热解毒、平肝潜阳。用于眩晕耳鸣,头痛头胀,心烦易怒,少寐多梦及高血压、高血脂见有上述证候者。

药物组成:山绿茶。

13.罗布麻降压片

功能:平肝潜阳,息风活血,通络止痛。用于肝阳上亢、瘀血阻络、头晕、目眩、头痛、烦躁及高血压、高血脂、动脉硬化见上述证候者。

药物组成:罗布麻、夏枯草、钩藤、泽泻、珍珠母、牛膝、山楂、菊花。

14.降压灵片

功能:清热利水、平肝潜阳。主治肝阳上亢型高血压,头痛、头晕、耳鸣、眼涨、烦躁易怒。

药物组成：含有利血平、萝芙木甲素等多种生物碱。

（二）具有平肝泄热功效的中成药制剂

1. 牛黄降压丸/胶囊

功能：清心化痰、镇静降压。用于肝火旺盛、痰火壅盛所致的高血压，证见头晕目眩，心烦不安等。牛黄降压丸在平肝降压中兼有益气扶正作用，降压作用柔和，缓解症状明显，身体衰弱者也适合服用。既可用于痰火壅盛之头晕目眩、烦躁不安等症，又可用于高血压属肝火旺盛或肝阳上亢者，特别适用于一、二期高血压属肝火亢盛证的治疗。

药物组成：羚羊角、珍珠、水牛角浓缩粉、人工牛黄、冰片、白芍、党参、黄芪、甘松、郁金、川芎、决明子、薄荷、黄芩提取物。

2. 镇脑宁胶囊

功能：息火通络，用于风邪上扰所致的头痛头晕、恶心呕吐、视物不清、肢体麻木、耳鸣、血管神经性头痛、高血压、动脉硬化见上述症候者。

药物组成：水牛角浓缩粉、天麻、川芎、丹参、细辛、白芷、葛根、藁本、猪脑粉。

3. 降压平片

功能：清热平肝潜阳，用于肝火上炎所致眩晕。

药物组成：夏枯草、地龙、桑寄生、槐花、生地黄、黄芩、菊花、薄荷、淡竹叶、芦丁。

4. 清肝降压胶囊

功能：清热平肝、补益肝肾，用于肝火亢盛、肝肾阴虚之高血压，症见眩晕、头痛、面红目赤、急躁易怒、口干口苦、腰膝酸软、心悸不寐、耳鸣健忘、便秘溲黄。

药物组成：制何首乌、桑寄生、夏枯草、槐花、小蓟、丹参、葛根、川牛膝、泽泻、远志。

5. 醒脑降压丸

功能：通窍醒脑、清心镇静。用于火热上扰阻窍所致眩晕头疼。

药物组成:黄芩、黄连、栀子、郁金、玄参、冰片、朱砂、珍珠母、辛夷、降香、雄黄。

6. 杜仲双降袋泡剂

功能:平肝清热,用于肝阳上亢所致头晕头疼。

药物组成:杜仲叶、苦丁茶。

7. 安宫降压丸

功能:清热镇惊,平肝降压,用于肝阳上亢、肝火上炎所致的眩晕。症见头晕,目眩,项背强痛,耳鸣耳聋,面部潮红,目赤,口苦,四肢发麻,大便干燥;原发性高血压见上述证候者。

药物组成:人工牛黄、水牛角浓缩粉、天麻、黄连、黄芩、栀子、郁金、冰片、珍珠母、黄芪、党参、麦冬、白芍、五味子、川芎。

8. 复方羚角降压片

功能:平肝泄热,用于肝火上炎、肝阳上亢所致的眩晕。

药物组成:羚羊角、夏枯草、黄芩、桑寄生。

9. 复方罗布麻颗粒/冲剂

功能:平肝泄热、镇静安神,用于肝阳上亢、肝火上炎所致的头疼头晕。

药物组成:罗布麻、山楂、菊花。

10. 夏桑菊颗粒

功能:清肝明目、疏散风热,用于肝火上炎所致的目赤头疼、高血压等。

药物组成:夏枯草、桑叶、野菊花。

11. 天麻钩藤颗粒

功能:平肝息风、清热安神,用于肝阳上亢引起的高血压头晕头疼、耳鸣、眼花、震颤、失眠。

药物组成:盐杜仲、茯苓、钩藤、黄芩、牛膝、桑寄生、石决明、首乌藤、天麻、益母草、栀子。

12. 中孚降压胶囊

功能:滋阴凉血、泄火平肝,适用于高血压阴虚阳亢证者。

药物组成:地黄、侧柏叶、艾叶、荷叶。

13. 夏枯草口服液

功能:清肝泻火、消肿散结,用于高血压属肝郁化热证者。

药物组成:夏枯草。

14. 降舒灵片

功能:清热利水,平肝潜阳。

药物组成:黄瓜藤。

15. 龙胆泻肝丸

功能:清肝胆,利湿热。用于肝胆湿热,头晕目赤,耳鸣耳聋,胁痛口苦,尿赤,湿热带下。

药物组成:龙胆草、柴胡、黄芩、栀子(炒)、泽泻、木通、车前子(盐炒)、当归(酒炒)、地黄、炙甘草。

16. 当归龙荟丸

功能:清泻肝胆实火。肝胆实火证。头晕目眩,神志不宁,谵语发狂,或大便秘结,小便赤涩。

药物组成:龙胆(酒炙)、栀子、酒黄连、盐黄柏、酒黄芩、芦荟、栀子、青黛、酒大黄、木香、人工麝香。

17. 牛黄降压片

功能:清心化痰,镇静降压。用于肝火旺盛,头晕目眩,烦躁不安,痰火壅盛;高血压病见上述证候者。

药物组成:牛黄、羚羊角、黄芩苷、珍珠、决明子、冰片、白芍、郁金、甘松、水牛角浓缩粉、黄芪、川芎、薄荷、党参。

18. 降压避风片

功能:清热平肝,用于肝胆火盛而致的头痛眩晕诸症,原发性高血压而见此症者。

药物组成:黄芩、槐角、落花生枝叶、盐酸甲基丙炔苄胺、氢氯噻嗪。

19. 降压袋泡茶

功能:清热泻火,平肝明目。用于高血压病属肝火亢盛的头痛、眩晕、目胀牙痛等症。

药物组成:夏枯草、决明子、茺蔚子、钩藤、黄芩、茶叶。

（三）具有健脾息风化痰功效的中成药制剂

1.复方芪麻胶囊

功能：益气化痰，主治：高血压气虚痰浊证，尤其老年性单纯收缩期高血压。

药物组成：黄芪、天麻、半夏（制）、川芎、化橘红。

2.晕复静片

功能：化痰息风，用于痰浊中阻所致的头晕。

药物组成：制马钱子、珍珠、九里香、僵蚕。

3.半夏天麻丸

功能：健脾祛湿，化痰息风，用于脾虚湿盛、痰浊内阻所致的头晕。

药物组成：法半夏、天麻、黄芪（蜜炙）、人参、苍术（米泔炙）、白术（麸炒）、茯苓、陈皮、泽泻、六神曲（麸炒）、麦芽（炒）、黄柏。

4.安脑丸／片

功能：平肝息风，化痰定眩。

药物组成：冰片、薄荷脑、黄连、黄芩、人工牛黄、石膏、水牛角浓缩粉、雄黄、郁金、赭石、珍珠、珍珠母、栀子、朱砂、猪胆汁粉。

5.山庄降脂片

功能：清热降浊，用于痰瘀阻滞所致的高血压。

药物组成：荷叶、决明子、山楂。

6.高血压速降丸

功能：清热息风，平肝降逆。用于高血压病中医辨证属痰火上升型。见目眩头晕，脑中胀痛，颈项强直，颜面红赤，烦躁不宁，言语不清，头重脚轻，步态不稳，知觉减退者。

药物组成：茺蔚子、琥珀、蒺藜（盐炙）、乌梢蛇（酒炙）、天竺黄、阿胶、菊花、法半夏、夏枯草、大黄（酒炒）、白芍、赤芍、白薇、当归、牛膝、僵蚕（麸炒）、远志（甘草水炙）、桂枝、玄参、龙胆、石膏、玳瑁、钩藤、九节菖蒲、化橘红、西红花、茯神、麦冬、地黄、黄芩、川芎（酒炙）、枳实（炒）、天麻、蒲黄、沉香、黄柏、柴胡、连翘、桑叶、地龙、芦荟、全蝎、黄连、降香、牡丹皮、甘草（蜜炙）、羚羊角、朱砂。

7.清脑降压片

功能:平肝潜阳,活血通络,清脑降压。用于高血压病中医辨证属肝火上亢或瘀血内阻所致头晕头痛、健忘失眠诸症者。

药物组成:黄芩、夏枯草、槐花、磁石、牛膝、当归、地黄、丹参、水蛭、钩藤、决明子、地龙、珍珠母。

(四)具有祛风止痛功效的中成药制剂

1.天麻头痛片

功能:养血祛风、散寒止痛,用于肝阳上亢所致的眩晕。

药物组成:天麻、白芷、荆芥、川芎、当归、乳香。

2.通天口服液

功能:活血化瘀、祛风止痛,用于风阳上扰所致原发性高血压,见头晕目眩、恶心呕吐者。

药物组成:川芎、天麻、羌活、白芷、赤芍、菊花、薄荷、防风、细辛、茶叶、甘草。

3.强力天麻杜仲胶囊

功能:活血散风、舒筋止痛,用于中风引起的筋脉掣痛、肢体麻木、行走不便、腰腿酸痛头昏等。

药物组成:天麻、杜仲(盐制)、制草乌、附子(制)、独活、藁本、玄参、当归、地黄、川牛膝、槲寄生、羌活。

4.菊明降压丸

功能:清肝热、降血压用于原发性高血压病属肝阳上亢型者。

药物组成:野菊花、草决明。

5.安宫降压丸

功能:清热镇静,平肝降压;用于高血压病属肝阳上亢引起的头目眩晕、项强脑胀、心悸多梦、胸中郁热、烦躁等症。

药物组成:郁金、黄连、栀子、黄芩、天麻、珍珠母、黄芪、白芍、党参、麦冬、五味子(制)、川芎、牛黄、水牛角浓缩粉、冰片。

6.镇脑宁胶囊

功能:息风通络,安脑止痛,用于肝风内动,脑络不通,伴有恶心呕吐,视物不清、肢体麻木头晕目眩、耳鸣等症,以及高血压病、动脉硬化、血管神经性头痛见上述证候者。

药物组成:川芎、藁本、细辛、白芷、水牛角浓缩粉、丹参、猪脑粉等。

(五)具有滋阴息风功效的中成药制剂

1.天麻首乌片

功能:滋阴补肾、养血息风,用于肝肾阴虚、精血不足、肝阳上扰所致的眩晕。

药物组成:天麻、何首乌、熟地黄、墨旱莲、女贞子、黄精、当归、桑叶、白藜、丹参、川芎、白芷、甘草、蒺藜(炒)、白芍。

2.天麻头风灵胶囊

功能:滋阴潜阳、祛风湿、强筋骨,用于阴虚阳亢及风湿阻络所致的头疼。

药物组成:天麻、当归、钩藤、生地黄、玄参、川芎、野菊花、杜仲、牛膝、桑寄生。

3.杞菊地黄胶囊

功能:滋补肝肾,用于治疗肝肾阴虚型高血压。

药物组成:茯苓、枸杞子、菊花、牡丹皮、山药、山茱萸、熟地黄、泽泻。

4.复方杜仲片

功能:补肾平肝清热,用于肾虚肝旺之高血压。

药物组成:复方杜仲流浸膏、钩藤。

5.心安宁片

功能:养阴宁心、化瘀通络,用于高血压引起的头晕头疼、耳鸣心悸。

药物组成:葛根、山楂、珍珠层粉、制何首乌。

6.降压丸

功能:滋阴补肾、清肝泻火,用于肝火上炎、肾阴不足所致的头疼眩晕。

药物组成:地黄、槐米、龙胆、牛膝、夏枯草、珍珠母。

7.滋阴降压丸

功能:滋肾阴,清肝热,降血压。用于肝阴不足、肝阳上亢引起的高血压,见头痛眩晕、耳鸣目胀、烦躁失眠、腰膝酸软等症。

药物组成:生地黄、龙胆草、夏枯草、槐花、怀牛膝、珍珠母。

8.珍菊降压片

功能:平肝清热,降压定惊,用于肝肾阴虚、肝阳上亢引起的高血压,见头目眩晕、耳鸣、心悸失眠、腰膝酸软等症。

药物组成:野菊花膏粉、珍珠层粉、盐酸可乐定、氢氯噻嗪、芦丁。

(六)具有活血化瘀功效的中成药制剂

1.复方七芍降压片

功能:滋补肝肾、活血化瘀,用于肝肾阴虚、瘀血阻络所致的高血压。

药物组成:三七、白芍、天麻、杜仲、桑寄生、地龙、丹参、罗布麻、葛根、炒香附、甘草。

2.首乌降压胶囊

功能:滋养肝肾、平肝潜阳、息风化痰、活血祛瘀。

药物组成:首乌、枸杞子、珍珠粉、钩藤、怀菊花、夏枯草、川芎、丹参、泽泻、地龙、怀牛膝。

3.活血潜阳颗粒

功能:活血化瘀,平肝潜阳。

药物组成:丹参、泽泻、潼蒺藜、白蒺藜、青箱子。

4.心脉通片

功能:活血化瘀、平肝通脉、降压降脂。用于心气不足、心失荣养、心脉痹阻、血行失畅之胸痹、眩晕、高血压、高脂血症等症。

药物组成:当归、丹参、毛冬青、牛膝、三七、决明子、钩藤、夏枯草、槐花、葛根。

5.晕痛定片

功能:平肝息风、活血通络,用于肝阳上扰、瘀血阻络所致的头疼日久、眩晕等。

药物组成:蜜环菌发酵培养物、川芎。

6. 血压平片

功能:平肝潜阳、通血活络,用于头目眩晕等症。

药物组成:钩藤、谷精草、槐米、黄精、毛冬青、墨旱莲、牛膝、桑寄生、升麻、夏枯草、珍珠层粉。

7. 强力定眩片

功能:降压、降脂、定眩。用于高血压、动脉硬化、高脂血症以及上述诸病引起的头痛、头晕、目眩、耳鸣、失眠等症。

药物组成:川芎、杜仲、杜仲叶、天麻、野菊花。

8. 养血清脑颗粒

功能:养血平肝,活血通络。

药物组成:当归、川芎、白芍、熟地黄、钩藤、鸡血藤、夏枯草、决明子、珍珠母、延胡索、细辛。

9. 灯盏细辛胶囊

功能:活血化瘀,通经活络。用于血阻滞、中风偏瘫胸痹等证。

药物组成:灯盏细辛。

10. 愈风宁心片/冲剂

功能:活血化瘀,通络定眩。用于治疗高血压头晕,头痛,颈项疼痛。

药物组成:葛根。

11. 田七颗粒

功能:活血定痛、去瘀生新,用于各种痛证、血证、高脂血症、高血压、冠心病等。

药物组成:三七。

12. 诺迪康胶囊

功能:益气养血,活血通络。

药物组成:圣地红景天。

13. 天菊脑安胶囊

功能:平肝息风、活血化瘀,用于肝风夹瘀证的偏头痛。

药物组成:川芎、天麻、菊花、蔓荆子、藁本、白芍、丹参、墨旱莲、女贞子、牛膝。

14. 银杏叶胶囊/口服液/片

功能:活血化瘀,用于因瘀血阻滞所致的头晕、头疼、半身不遂。

药物组成:银杏叶。

15. 眩晕宁颗粒

功能:健脾利湿,益肝补肾,用于高血压中医辨证属痰湿中阻、脾肾不足证见头目昏重,腹胀便溏,舌苔浊腻,脉象濡滑、重按无力诸症者。

药物组成:泽泻、白术、茯苓、陈皮、半夏(制)、女贞子、墨旱莲、菊花、牛膝、甘草。

第三章
高血压的饮食宜忌

第一节　高血压患者的食疗原则

高血压患者的日常饮食需多加注意,整体原则是以清淡、低盐、低热量、低胆固醇及低动物脂肪为准,同时可多进食新鲜蔬菜。这样的饮食结构的目的是在以维持患者足够营养的前提下,尽量减少脂肪和胆固醇的摄入,以降低患者的血脂水平,进一步达到控制体重,纠正和防止肥胖的目的。日常饮食安排应注意限制食盐(钠)的摄入,应多食具有排钠利尿作用的食物,同时增加含钾丰富食物的摄入,降低钠/钾比值,以达到调节血压,保护心、脑、肾脏功能的作用。

一、限制钠的摄入

目前研究认为,高血压是由多种基因遗传及环境因素相互作用的结果,而高盐饮食是最常见最重要的环境因素之一。由于高血压的遗传因素不易改变,骨改变环境因素是高血压防治过程中的重要一环。世界卫生组织建议,正常人体每天食盐摄入量不应超过 6 g。有研究指出,随着每天食盐摄入量的增多,血压水平有增高趋势;随着实验摄入量增多,高血压患病风险增大。在调整多种影响因素后可以发现,与食盐摄入量≤6 g/d 人群比较,食盐摄入量≥12 g/d 的调查对象收缩压、舒张压分别增加了 1.630 倍、1.310 倍。

二、补充钾离子

限钠饮食的同时应注意补钾。一般认为,钾摄入量与血压、高血压患病率或卒中的危险性之间呈负相关。国外有研究发现,一日补充钾摄入量≥60 mmol,可使得高血压患者的平均收缩压和舒张压分别下降4.4 mmHg和2.5 mmHg。日常钠、钾补充比值至少应保持在1.5∶1,当口服某些利尿药物(常见袢利尿剂如呋塞米、托拉塞米等)时会增加尿液中的钾离子排泄,因此应结合个人代谢情况,适量增加钾离子药物补充,或选用含钾丰富的食物,如竹笋、洋姜(菊芋)、红胡萝卜、蛇豆(大豆角)等。

三、补充钙离子

钙离子的代谢与钠钾离子代谢密切相关,同时也是引起高血压的重要因素之一。当细胞内钠浓度增高时,可促使钙离子进入细胞;而当机体钾离子缺乏时又可使细胞内钙离子进一步增多,进而引发血管平滑肌收缩,导致血压升高。部分高血压患者经过适量补钙后,即使不用降压药物,亦可使血压下降甚至恢复正常。含钙量丰富的食物有黄豆及豆制品(豆腐、千张、腐竹等)、葵花子、核桃仁、花生;水产如鱼、虾等;青菜与韭菜、芹菜、蒜苗等。

四、补充维生素 C

早在20世纪90年代我国就有临床研究发现,高血压患者血浆中的维生素 C 浓度显著低于正常人。大剂量的维生素 C 可以使胆固醇氧化为胆汁酸排出体外,进一步改善心功能和血液循环,从而起到降低血压的作用。多种水果如广柑、橙、橘等,以及芹菜叶、油菜、小白菜中均含有丰富的维生素 C,故多吃新鲜水果、蔬菜,有助于维生素 C 的补充,有利于高血压的防治。

五、饮酒、饮茶与吸烟对血压的影响

少量饮酒可能有舒张血管、活血通脉等作用,但饮酒需适量,长期超量饮酒对血压的危害巨大,并且可以在一定程度上减弱降压药物的临床疗效。酒精对高血压是一种非常危险的因素,在 10% ~ 30% 的高血压患者中,饮酒可能是主要的、甚至是唯一的原因。当停止饮酒或者减量饮酒后,高血压的早期阶段发病率可较大幅度逆转。因此高血压患者应尽量避免饮酒,即使饮酒也不可大量饮酒,最好每天 1 次摄入酒精量不超过 10 g。

茶叶具有抗凝、促溶、抑制血小板聚集、调节血脂、提高血中高密度脂蛋白及改善血液中胆固醇与磷脂的比例等作用,可防止胆固醇等脂类团块在血管壁上沉积,从而防止冠状动脉变窄。特别是茶叶中含有儿茶素,它可使人体中的胆固醇含量降低,血脂亦随之降低,从而使血压下降。茶叶中含有少量茶碱,其利尿作用对高血压有一定好处。茶叶中富含茶氨酸,具有强心、利尿、扩张血管和松弛血管平滑肌的作用。另外茶叶中含有的茶碱与咖啡碱等生物碱,具有扩张血管、增加心脏输出量等功能。茶叶中还含有其他多种抗动脉硬化的物质,也可使得血管通畅。因此,饮茶对于高血压患者是有利的。但喝茶过浓,茶叶中咖啡碱含量过高,会引起兴奋、失眠、心悸,妨碍休息。同时可使心率增快,心脏输出量增加,导致升压效果。而且不要长时间喝茶,或者空腹喝茶,不然会出现醉茶的现象。喝茶的时候,配点茶点会更加适合。高血压患者最好不喝茶或喝清淡的绿茶。经临床观察,饮浓茶可使血压升高,这可能与茶叶中含有咖啡碱活性物质有关。

吸烟是高血压的重要的危险因素。有研究证实,与不吸烟者相对比,吸烟者患高血压的危险增加 1.55 倍;与不吸烟者相比,吸烟者高血压的危险增加了 1.67 倍。吸烟可以导致交感神经兴奋性增加,使儿茶酚胺分泌过多,从而导致心跳加快,心肌收缩力加强,使血压升高。烟中尼古丁损害血管内皮,从而导致脂质成分更易沉淀在血管,加速动脉硬化,动脉硬化血管张力增加导致血压升高。其次,吸烟会导致血管痉挛,痉挛时会加重血压升高。此外,吸烟可刺激机体释放神经递质,如多巴胺、多巴酚丁胺类,释放递质会增加耗氧量,增加心肌收缩力,增加心肌耗氧,引起血压升高。另外香烟中的烟油可以使降压药物的血浆浓度降低,药物作用减弱,影响降压效果,因此我们有理由相信,戒烟是针对高血压的重要控制手段和非药物治疗措施。

第二节　高血压患者宜食的蔬菜

1.芹菜　芹菜性温,味辛。归经:肺、胃经。功效:平肝降压,宣肺豁痰,利气温中,清热解毒,利尿消肿,开胃消食,明目利膈,镇静安神,养血补虚。现代研究证实芹菜富含蛋白质、碳水化合物、胡萝卜素以及丰富且均衡的钾、钙、铁、磷、锌、硒等矿物质及微量元素,同时富含维生素和丰富的膳食纤维,是目前公认的具有降压作用的蔬菜。常吃芹菜,尤其是吃芹菜叶,对预防高血压、动脉硬化等都十分有益。此外常食用芹菜还可起到抗惊厥,加快胃部的消化和排除等作用。在保健食疗中常常用于高血压的治疗,并有降低血清胆固醇等功效。

2.荠菜　荠菜的营养成分及功效与芹菜相近,但无芹菜的特殊气味。其主要具有降血压、止血、清热等功效。既可凉拌食用,又可做汤菜佐餐。荠菜于春季采集鲜嫩品的效用最佳。

3.茼蒿　茼蒿中含有一种挥发性的精油,以及胆碱等物质,具有降血压、补脑的作用;还含有多种氨基酸、脂肪、蛋白质及较高量的钠、钾等矿物盐,能调节体内水液代谢,通利小便,消除水肿,辅助降压;茼蒿中还含有丰富的粗纤维,能促进消化,帮助排便,改善便秘引起的高血压。

4.艾蒿　又名茼蒿菊,富含钾离子(每100 g含钾677 mg),高膳食纤维,含有均衡的矿物质及微量元素,富含维生素。具有降血压、降血脂的功效,同时也有治疗眩晕的作用。可取其鲜嫩茎叶榨汁服用,或烹饪佐餐,是防治高血压和头痛、头晕的保健佳品。

5.茭白　又称高笋,有利尿消渴、解酒毒、清热毒之功效。民间常用此物烹制成菜肴,具有降压、治疗心胸烦热与便秘之功效。若与番茄搭配,其清热、利尿、解毒之功效更著。

6. 竹笋　竹笋富含膳食纤维和植物蛋白、氨基酸、胡萝卜素、钙、磷、铁及少量脂肪、糖类。具有辅助降压降脂、消肿利尿、清肺化痰、促进胃肠蠕动等功效。嫩竹笋可与低脂禽肉或猪、牛、羊等瘦肉搭配烹饪,具有健胃益气、养心、补精的功效。

7. 西蓝花　西蓝花中含有黄酮和胆碱等,黄酮能够增强血管壁的弹性,改善血液黏稠度,从而调节血压;胆碱可以通过促进体内脂质代谢而达到降血压的效果。

8. 茄子　大众菜,有白、紫、花青色等。分为圆形、梨形、长条形等品种。茄子富含葫芦巴碱、水苏碱等多种生物碱,以及 B 族维生素、维生素 C、烟酸、胡萝卜素、蛋白质、脂肪等。它具有散血止痛、收敛止血、利尿解毒、明目等作用,可降低血压及血液中胆固醇浓度。适合营养不良性水肿、肥胖症、动脉粥样硬化、高血压等疾病患者食用。

9. 萝卜　大众菜,有白皮、红(紫)皮、青皮(红心、绿心)等不同品种。药物功效以红(紫)皮、白肉、心辣的萝卜为佳。萝卜含有葡萄糖、氢化果胶、腺嘌呤、精氨酸、胆碱、莱菔碱、B 族维生素、维生素 C、淀粉酶、氧化酶及催化酶等。具有健胃消食、止咳化痰、顺气利尿、清热解毒等功效。由于其具有辅助利尿、健胃、利湿和降压等效果,适宜各种类型高血压患者食用。

10. 胡萝卜　有红色和橙色两种主要品种,富含胡萝卜素(维生素 A原),还含有较多的维生素 C 和果胶酸钙等,以及有一定降脂作用的蒎烯、左柠檬烯、胡萝卜醇、细辛醛等物质。胡萝卜所富含的果胶酸钙与胆汁酸结合后从肠道排出,有较好的降胆固醇的功效。

11. 冬瓜　含有各种维生素、钾及人体所需要的矿物质和微量元素,具有消除体内多余脂肪、清热利尿及辅助降血压的作用。与碱性食物同食(如海带等),对祛脂降压、利尿消肿、美容减肥有良效。与芦笋搭配则有清热解毒、降压降脂、利尿消肿的作用,以冬瓜为主的菜肴,对高血压、高血脂、水肿、糖尿病、肥胖症患者均有较好的食疗保健作用。

12. 南瓜　大众菜,是一种低糖、低热量、富含维生素(尤其是胡萝卜素、B 族维生素、维生素 C)、淀粉、膳食纤维和矿物质(微量元素)的营养食物。具有较好的辅助降脂、降血压、通便等功效。可与肉类、赤小豆、绿豆、大枣等搭配同食,有减肥、润肤、健身之效。高血压、心脑血管疾病、糖尿病患者最宜常食。

13. 土豆　土豆中富含丰富的钾类物质,食用后可以促进体内钠的排出,从而达到控制血压,达到降压的效果。另外,土豆中还含有丰富的膳食纤维,能促进体内毒素排泄,改善大便情况,预防因便秘而引起的血压升高。

14. 丝瓜　嫩瓜入菜,老瓜入药。丝瓜富含生物碱、B 族维生素、维生素 C、膳食纤维和矿物质。有祛风化痰、凉血解毒、利尿降压等功效。丝瓜与毛豆搭配,具有降胆固醇、维持血管肌肉正常功能、健身养生、清热利尿、消除疲劳之效果。

15. 苦瓜　有清热消暑、洗涤除烦、清心明目及辅助降血糖、降血脂等功效。与嫩玉米搭配时较适宜于糖尿病伴高血压患者佐餐食用。若与猪肝或鸡、鸭、鹅肝合炒,常食具有辅助抗癌的作用;亦是辅助防治高血压伴消化道恶性肿瘤、肝癌的佳肴。

16. 黄瓜　黄瓜中含有一些纤维素的成分,可以调节血管的收缩及舒张功能;黄瓜中还含有大量的水分,且黄瓜皮中含有异槲皮苷,可以使血管壁细胞的含钠量下降,有利尿降压的作用。

17. 番茄　又名西红柿,富含胡萝卜素和花青素,以及具有抗血栓功效的黄酮类物质。脂溶性胡萝卜素和花青素及黄酮类不仅可以预防冠心病,还可降低心肌梗死的发生率,降低血栓形成的风险。应当注意的是,花青素在熟透的西红柿中含量最高(尤其在其红皮中),建议尽量带皮食用。可将洗净的番茄连皮切片,用食用油翻炒后食用。现代研究发现番茄高钾低钠,有助于防治高血压。

18. 莴笋(莴苣)　可食用部位为去皮嫩茎和鲜菜叶。由于莴笋叶的营养成分要高于茎,因此食用莴笋时丢弃莴笋叶是十分浪费的。莴笋利五脏,与蒜苗搭配可顺其通脉,可辅助高血压的防治。

19. 芦笋　性凉,味甘、苦。归经:肺、大肠经。功效:润肺镇咳,祛痰杀虫。现代研究证实芦笋含有的天门冬酰胺可以扩张末梢血管,降低血压。芦笋中含有的钾元素能促进钠的代谢而降压;并且芦笋中含有丰富的维生素 B、维生素 A 以及叶酸、硒、铁、锰、锌等微量元素,具有人体所必需的各种氨基酸。对高血压有防治作用。另外芦笋中含有大量调节人体机能的活动物质,长期食用可以防止肥胖、胆结石、肠胃病、便秘等代谢性疾病,降低血脂、血糖,有改善动脉粥样化等功效。

20. 甘蓝　又名卷心菜、洋白菜、圆白菜、包心菜,属十字花科。其内富含纤维素、膳食纤维、矿物质及微量元素,并含有萝卜硫素、异硫氰酸酯等抗癌成分。最适宜肿瘤、动脉粥样硬化、肝炎、胆囊炎等疾病患者常食。

21. 白菜　同属十字花科,目前市面中贩售有几百个品种之多,俗话说"百菜不如白菜",各种白菜均含有抗癌成分,且富含膳食纤维、微量元素、维生素等营养成分,是高血压、冠心病、糖尿病患者的良好保健菜品。

22. 菠菜　菠菜中含有丰富的钾,能促进体内钠盐的代谢,降低血压;菠菜含有非常丰富的营养元素,如维生素 C、钙、镁、钾,维生素 C 能够帮助人体合成氮氧化合物,对于扩张血管、降低血压有很好的功效。

23. 空心菜　空心菜富含钾、钙等物质,可以通过促进体内钠的代谢而降低血压;还含有丰富的烟酸、维生素 C,具有一定的降低胆固醇作用,可以改善血管壁硬化,从而能维持血压的稳定性。

24. 香菇　香菇中胆碱含量很丰富,胆碱可以在身体中合成乙酰胆碱,这种物质能够帮助血管扩张,降低血压;胆碱还可以促进同型半胱氨酸的分解,保护血管,降低血压。

25. 口蘑　口蘑中含有微量元素硒,能够防止过氧化物损害机体,治疗因缺硒引起的血压上升和血黏稠度增加;还可以可抑制血清和肝脏中胆固醇上升,改善动脉硬化。口蘑虽然有利于降血压,但是肾脏疾病患者忌食,但蘑菇中因钾离子无法由严重损坏的肾脏排出,会引起"高钾血症",可能会加重病情。

26. 木耳　木耳为胶质菌类,含有大量胶质,对人体的消化系统有良好的润滑作用;含有丰富的膳食纤维,能促进胃肠蠕动,改善因便秘引起的血压升高;木耳中含有大量的钾类物质,能辅助降压,预防血栓形成。

27. 海带　海带中含有盐藻多糖、钾、钙、甘露醇,盐藻多糖可改善血液黏稠度,防治血栓,辅助降压;钾、钙可以扩张外周血管,降压;甘露醇利尿降压;海带还含有丰富的膳食纤维和不饱和脂肪酸,可以清除血管壁的胆固醇,促进胆固醇代谢,改善血液黏稠度,减少血管硬化。

28. 莲藕 食用藕富含淀粉、糖类、黏蛋白、膳食纤维、钾、磷、钙、镁、镁、铁、锌、硒、铜、锰等多种微量元素及维生素 C、维生素 E、B 族维生素等。适合搭配多种食物同食,是适合高血压、冠心病患者食用的保健养生佳品。

29. 菜薹 又名菜心,有白菜薹、红菜薹、紫菜薹、青油菜薹等多个品种。其主要营养成分与白菜、甘蓝等相似,且含钾、镁、铁、锌、硒、铜、钼、锰等矿物质的含量较高,适合高血压患者长期食用。

30. 马齿苋 马齿苋除含有蛋白质、脂肪、糖、粗纤维及钙、磷、铁等营养成分外,还含有丰富的钾盐和多不饱和脂肪酸,钾离子可以直接作用于血管壁,扩张血管,有降压及保护心脏等作用。

31. 菱 富含淀粉、葡萄糖、黏蛋白、B 族维生素、维生素 C 等,有消渴、解酒毒之效,乃是较好的大众保健食品,更适宜高血压、食管癌、胃癌患者食用。

32. 荸荠 又名马蹄、地白果、地栗等。富含钾离子,可食用部位每 100 g 含钾高达 707 mg,且富含糖类、黏蛋白,镁、钙、铁、磷、锌、锰、硒等矿物质及微量元素,最适宜低血钾患者食用。常食此物可解丹石热毒,除胸中实热,有利尿通淋、辅助降压的功效。民间常以荸荠、海藻或海带炖汤服用,有治疗原发性高血压之良效。

33. 清明菜 又名佛耳草、鼠曲草、寒食草、棉菜等,属菊科草本植物。南方民间常在清明节前后采集嫩苗洗净煮熟,揉入米粉团做成糕点,食之有清热解毒、祛痰镇咳之功效,且可扩张外周血管,降低血压。

34. 罗布麻 夹竹桃科植物,又称茶菜花、泽漆麻,是中药降压类药物"复方罗布麻颗粒(片)"的主要成分。罗布麻根和叶有强心左右,可以罗布麻叶、钩藤各 3～6 g,大枣 4 枚,每天一剂煎服,适用于高血压患者。

35. 洋葱 性温,味辛辣,具有降血压、降血脂和降低血液中黏稠度的功效。临床证明洋葱对高血压、高血脂、糖尿病、冠心病、脑血栓、萎缩性胃炎、动脉硬化等病症有一定的治疗作用。此外洋葱富含前列腺素,对治疗炎症有良效,并可预防骨质疏松;含有类黄酮物质槲皮素,有预防血栓形成的功能,常食洋葱可起到降低血小板黏滞度的功效。

第三节　高血压患者宜食的水果

1. 香蕉　香蕉富含糖类,能量含量较高,每 100 g 香蕉产生 90 kcal 热量。香蕉富含钾,每 100 g 香蕉含钾 300 mg,而含钠量仅为 0.8 mg,其高钾低钠有利于血压的降低。每天食用 3～4 根香蕉(约 150～200 g),就能满足人体对钾的全天需求量。同时香蕉富含膳食纤维,具有清热润肠、止血通便等作用。故而患有痔疮出血、火盛燥热等症状的高血压患者更宜食用。但由于香蕉含钾量、含糖量较高,因而患有急慢性肾炎、肾功能不全者以及糖尿病患者不易多食。香蕉性偏寒,因此胃痛腹凉、脾胃虚寒者应少食。

2. 柑橘　柑橘富含有机酸,还含有维生素 A、维生素 B_1、维生素 B_2、维生素 C 和维生素 P,以及胡萝卜素、黄酮类物质、萜类化合物(以柠檬烯为代表)等。柑橘类水果已经证实对人体健康有益的物质至少有 30 种。柑橘中含有的黄烷酮与柑橘黄酮有益于维持血管壁弹性,预防血管硬化,防治毛细血管渗血;芦丁有明确的降压作用,高血压患者适宜多食柑橘。柑橘含糖量颇丰,且富含柠檬烯等萜类物质,具有提神醒脑、消除疲劳、舒缓情绪等功效。橘皮中含有丰富的橘皮苷,具有降血压、舒张冠脉等功效。柑橘富含各种矿物质与微量元素,含钾量尤为丰富,常食柑橘有益于高血压与心脑血管疾病的防治。虽然柑橘有许多益处,但其性温,多食上火,易出现口干舌燥、咽喉干痛,甚者出现口舌生疮、大便秘结等症状,故建议每天食用柑橘不易过量。有饮用牛奶习惯的人应注意,由于柑橘中的有机酸可使得牛奶中的蛋白质凝固,容易引发腹胀、腹痛、腹泻等症状,因此两者不宜同食。另外,近期有研究认为,柑橘类食物(以葡萄柚为主)中含有呋喃香豆素等物质有抑制肝脏代谢的功能,因此有基础疾病如高血压、心脑血管疾病等需长期服用药物的患者,建议服用药物与食用柑橘类水果之间应间隔至少 2 h,以免引起血液中药物浓度升高,增加发生药物不良反应的机会。

3. 金橘　功能主治:理气,解郁,化痰,醒酒。治胸闷郁结,伤酒口渴,食滞胃呆。金橘果实含丰富的维生素 A,可预防色素沉淀、增进皮肤光泽与弹性、减缓衰老、避免肌肤松弛生皱。也可预防文明病,如血管病变及癌症,更能理气止咳、健胃、化痰、预防哮喘及支气管炎。金橘亦含维生素 P,是维护血管健康的重要营养素,能强化微血管弹性,可作为高血压、血管硬化、心脏疾病之辅助调养食物。金橘果实含有丰富的维生素 C、金橘甙等成分,对维护心血管功能,防止血管硬化、高血压等疾病有一定的疗效。

4. 橙子　橙子有美容和抗衰老的作用,橙子富含维生素 C、类黄酮等,具有抗衰老的作用,另外橙子含钾量比较高,对于排钠会有一定的作用。吃橙子可以降低血脂,降低胆固醇,预防高脂血症、动脉硬化,预防心脑血管疾病。橙子还可以保护血管,增强血管弹性,预防动脉硬化,对抗动脉硬化,有效预防高血压引起的动脉硬化。橙子中含有丰富的纤维素和果胶,对于加快肠道蠕动有一定的作用,能够帮助身体清肠通便,尽快排出体内有害的物质。

5. 猕猴桃　猕猴桃富含维生素 C、E,钾、钙、镁、硒及膳食纤维,具有抗氧化、抗衰老、抗动脉硬化等功效。常食猕猴桃可降低血液中的甘油三酯水平及胆固醇水平,可辅助治疗高血压、动脉粥样硬化、冠心病等心脑血管疾病。猕猴桃能够美容养颜,因为富含的维生素 C,有抗氧化的作用。此外里面含膳食纤维要丰富,有促进肠道蠕动的作用,能够治疗便秘,有排毒的效果,能够预防抑郁症,能够预防心脑血管疾病。猕猴桃富含膳食纤维,猕猴桃有 1/3 是果胶,特别是皮和果肉接触的部分,果胶可降低血液当中的胆固醇的浓度,所以就能够预防心脑血管疾病。一般人都可以吃猕猴桃,因为其含维生素 C 比较高,能够缓解坏血病。

6. 火龙果　火龙果又被人们称为吉祥果,味甘、淡、凉、气清香,有清热、润肺、止咳的功效,火龙果含有丰富的花青素,花青素能够增强血管弹性,保护动脉血管内壁,还能降低血胆固醇浓度,改善血管硬化,降低血压。火龙果除了具有预防便秘、保健眼睛、增加骨质密度、帮助细胞膜形成、预防贫血和抗神经炎、口角炎、降低胆固醇、防黑斑的功效外,还具有瘦身、解除重金属中毒、抗自由基、防老年病变、防大肠癌等功效。而较新的研究结果显示,火龙果果实和茎的汁对肿瘤的生长、病毒感染及免疫反应抑制等病症表现出了积极作用。

7. 葡萄　营养价值很高,葡萄汁被科学家誉为"植物奶",因为葡萄含糖量高达8%到10%,以葡萄糖为主。而葡萄糖又是一种不用经过我们身体转化就能被直接吸收的易吸收糖类,所以葡萄成为消化能力较弱者的理想果品。当人体出现低血糖时,若及时饮用葡萄汁,可很快使症状缓解。比如没吃早饭或者剧烈运动后的低糖现象,都可以通过食用葡萄来缓解。葡萄及葡萄制品富含白藜芦醇,具有降低胆固醇、抗血小板聚集的作用,每天食用。可有助于高血压、高血脂疾病的防治。葡萄中含有天然的聚合苯酚,能与病毒或细菌中的蛋白质化合,使之失去传染疾病的能力,常食葡萄对于脊髓灰白质病毒及其他一些病毒有良好杀灭作用,使人体产生抗体;葡萄皮中的白藜芦醇不仅能抑制发炎物质的运作,有效缓解过敏症状,还可以防止正常细胞癌变,并能抑制已恶变细胞扩散,有较强的防癌抗癌功能;葡萄含多量果酸能帮助消化,清理肠胃垃圾,并对大肠杆菌、绿脓杆菌、枯草杆菌均有抗菌作用,葡萄中还含有维生素P,可降低胃酸毒性,治疗胃炎、肠炎及呕吐等;葡萄果实中,葡萄糖、有机酸、氨基酸、维生素的含量都很丰富,可补益和兴奋大脑神经,对治疗神经衰弱有一定效果;葡萄籽中含有独一无二的前花青素,这种物质具有超强的抗酸化和抗氧化的功用,能在自由基伤害细胞前将它除去,从而达到紧致肌肤、延缓衰老的作用。常吃葡萄可使肤色红润,秀发乌黑亮丽。吃葡萄后不能立刻喝水,否则,不到一刻钟就会腹泻。原来,葡萄本身有通便润肠之功效,吃完葡萄立即喝水,胃还来不及消化吸收,水就将胃酸冲淡了,葡萄与水、胃酸急剧氧化、发酵、加速了肠道的蠕动,就产生了腹泻。

8. 苹果　西方民谚有云:"每天一苹果,医生远离我"。苹果是全世界主要鲜果之一,不仅富含各种维生素、矿物质、微量元素、果胶及可溶性纤维,且具有抗氧化、抗癌等作用,适宜常食。中医认为苹果具有生津止渴、润肺除烦、健脾益胃、养心益气、润肠、止泻、解暑、醒酒等功效。苹果酸甜可口,脆嫩多汁,富含糖、蛋白质、钙、磷、铁、锌、钾、镁、硫、胡萝卜素、维生素B_1、维生素B_2、维生素C、烟酸、纤维素等营养成分。研究发现,多吃苹果有增进记忆、提高智能的效果。苹果不仅含有丰富的糖、维生素和矿物质等大脑必需的营养素,而且更重要的是富含锌元素。据研究,锌是人体内许多重要酶的组成部分，是促进生长发育的关键元素。锌还是构成与记忆力息息相关的核酸与蛋白质的必不可少的元素。缺锌可使大脑皮层边缘部海马区发育不良，影响记忆力。苹果的纤维、果胶、抗氧化物等能降低体内坏胆固醇并提高好胆固醇含量，所以每天吃一两个苹果不容易得心脏病。苹果中含有丰富的鞣酸、果胶、膳食纤维等特殊物质，鞣酸是肠道收敛剂，它能减少肠道分泌而使大便内水分减少，从而止泻。而果胶则是个"两面派"，未经加热的生果胶有软化大便缓解便秘的作用，煮过的果胶却摇身一变，具有收敛、止泻的功效。膳食纤维又起到通便作用。苹果中含有的磷和铁等元素，易被肠壁吸收，有补脑养血、宁神安眠作用。苹果的香气是治疗抑郁和压抑感的良药。研究发现，在诸多气味中，苹果的香气对人的心理影响最大，它具有明显的消除心理压抑感的作用。然而苹果性凉，且含糖量较高，脾胃虚寒者及糖尿病患者不宜多吃。且苹果皮中含有丹宁酸，多食有诱发腹痛可能。

9. 梨　梨中含有丰富的 B 族维生素和叶酸，能保护心脏，减轻疲劳，可以增强血管弹性，增强心肌活力，保护心脏，降低血压；梨性凉并能清热镇静，常食能使血压恢复正常，改善头晕目眩等症状。吃较多梨的人远比不吃或少吃梨的人感冒概率要低。所以，有科学家和医师把梨称为"全方位的健康水果"或称为"全科医生"。空气污染比较严重，多吃梨可改善呼吸系统和肺功能，保护肺部免受空气中灰尘和烟尘的影响。食梨能防止动脉粥样硬化，抑制致癌物质亚硝胺的形成，从而防癌抗癌。梨中富含的膳食纤维，可帮助人们降低胆固醇含量，有助于减肥。

10. 桃子　桃子是最古老的水果之一，含有丰富的蛋白质、脂肪、糖、钙、磷、铁，还有维生素 B、维生素 C、胡萝卜素，有机酸，主要是苹果酸和柠檬酸，这些成分能够补充人体的营养所需。此外桃子中钾的含量也比较多，而钠的含量很少，可以促进体内钠盐的排出，降低血压；还富含多酚等物质，可能直接影响激素的分泌和活性，从而起到降低血压，保护心脑血管的作用。

11. 西瓜　西瓜性寒，味甘，归心、胃、膀胱经，具有生津、除烦、止渴、解暑热，清肺胃，利小便，助消化，促代谢的功能，是一种可以滋身补体的食物和饮料，适宜高血压、肝炎、肾炎、肾盂肾炎、黄疸、胆囊炎、水肿浮肿以及中暑发热,汗多口渴之人食用,孕妇可适当吃些缓解孕期浮肿现象。西瓜中含有的糖、盐、酸等物质,有治疗肾炎和降血压的作用。西瓜还是天然的美容圣果。西瓜汁含瓜氨酸等多种具有皮肤生理活性的氨基酸,容易被皮肤吸收,滋润面部皮肤、防晒、增白。无论是处于怀孕、还是正在哺乳,女性朋友都可以在吃西瓜时,用瓜汁擦擦脸,或把西瓜切去外面的绿皮,用里面的白皮切薄片贴敷 15 min,可以增加皮肤弹性,减少皱纹,增添光泽。西瓜中含有的瓜氨酸能在人体内变为精氨酸,然后在血管内皮细胞一氧化氮合酶催化下转变为血管扩张剂一氧化氮,改善血液循环。西瓜中含有大量水分,具有利尿作用。西瓜中有丰富的钾,能促进钠的代谢,防护血管损伤,辅助降压。

12. 菠萝蜜 菠萝蜜的营养价值很高,含有碳水化合物、糖分、蛋白质、淀粉、维生素、氨基酸、钙、铁、钾,并含有一定量的植物脂肪以及对人体有用的各种矿物质。与此同时,菠萝蜜还有很高的药用价值,《本草纲目》中记载到"菠萝蜜性甘香……能止渴解烦,醒脾益气",另外它还有健体益寿的作用,对减肥也有疗效。

现代医学研究证实,菠萝蜜中含有丰富的糖类、蛋白质、B 族维生素(B$_1$、B$_2$、B$_6$)、维生素 C、矿物质、脂肪油等。其主要治疗的物质是从菠萝蜜汁液和果皮中能够提取一种叫作菠萝蜜蛋白质的物质。菠萝蜜中的糖类、蛋白质、脂肪油、矿物质和维生素对维持机体的正常生理机能有一定作用。

服用菠萝蜜后能加强体内纤维蛋白的水解作用,可将阻塞于组织与血管内的纤维蛋白及血凝块溶解,从而改善局部血液、体液循环,使炎症和水肿吸收、消退,对脑血栓及其他血栓所引起的疾病有一定的辅助治疗作用。菠萝蜜中提取的菠萝蛋白质与抗生素及其他药物并用,能促进药物对病变组织的渗透和扩散,适用于治疗各种原因引起的炎症、水肿等症,如支气管炎、支气管哮喘、急性肺炎、咽喉炎、视网膜炎、乳腺炎、产后乳房充血、产后血栓性静脉炎、关节炎、关节周围炎、蜂窝组织炎、小腿溃疡等疾病均有疗效。此外,用菠萝蜜树汁直接外涂局部,可治疗淋巴管炎、痔疮等疾病。

13. 桑葚 熟透的桑葚果富含维生素 E、果胶及多种矿物质与微量元素,具有补肝益肾,生津止渴,滋阴补血,润肠通便等作用,用于肝肾不足和血虚精亏的头晕目眩;腰酸耳鸣;须发早白;失眠多梦;津伤口渴;消渴;肠燥便秘等症。维生素 E 具有清除体内自由基之功效,可抗动脉粥样硬化。因此,桑葚适合高血压、心脏病伴有习惯性便秘的患者食用。

14. 乌梅 乌梅中含有丰富的钾,能促进钠的代谢,防护血管损害;乌梅中还含有维生素 C,能促进胆固醇代谢,降低血液黏稠度,减缓动脉硬化;乌梅有清热生津、安眠的作用。

15. 黑枣 能补中益气,养胃健脾,养血壮神,润心肺,调营卫、生津液,悦颜色,通九窍,助十二经,解药毒,调和百药;黑枣所含的芦丁,是一种使血管软化,从而使血压降低的物质,对高血压病有防治功效;黑枣中富含钾,有助于维持神经健康、心跳规律正常,可以预防中风,并协助肌肉正常收缩,具有降血压作用。黑枣中富含铜,铜是人体健康不可缺少的微量营养素,对于血液、中枢神经和免疫系统,头发、皮肤和骨骼组织以及脑子和肝、心等内脏的发育和功能有重要影响。黑枣中富含钙和铁,它们对防治骨质疏松和贫血有重要作用:黑枣最大的营养价值是在于它含有丰富的膳食纤维与果胶,可以帮助消化和软便。多食有助于肾脏排毒,枣仁具有安神镇静之功效,是药膳中缓和滋养的佳品。由于黑枣是一种高钾低钠水果,宜高血压人群食用。

16. 山楂 山楂富含黄酮及三萜类化合物,以及皂苷、维生素 C、消化酶、绿原酸、枸橼酸等物质,以及钙、磷、钾、镁、铁、锌、硒等微量元素。中医多用于消食积、散淤血、止水痢,可治疗老年人腰息痛等。现代药理学研究显示,山楂具有强心、增加冠脉及脑血流量、降低心肌耗氧量、抗心律失常、降血压、降血脂、抗菌等作用,是老年人滋补保健的佳品。

17. 樱桃 味甘、酸,性微温。能益脾胃,滋养肝肾,涩精,止泻;富含多种矿物质及微量元素,适量服用对高血压等心脑血管患者有益。樱桃铁的含量较高,每百克樱桃中含铁量多达 59 mg,居于水果首位。维生素 A 含量比葡萄、苹果、橘子多 4~5 倍。胡萝卜素含量比葡萄、苹果、橘子多 4~5 倍。

第四章

高血压的运动和情志调养

随着经济的发展和生活习惯的改变,高血压病的发病率正在逐年增长。国内外相关许多研究、实践均证明,高效且耐受良好的生活方式和药物治疗策略可以实现血压的降低,尽管如此,全球的高血压控制率仍然很差,高血压病仍然是 21 世纪对全球心血管疾病的主要可预防原因之一,对人类健康和生命质量造成了巨大的威胁。

临床观察实践发现,通过运动及情志治疗等相关治疗,在平稳控制患者血压的同时能改善患者的症状,提高生活质量。本章节通过介绍高血压的运动和情志治疗的相关内容,旨在为高血压患者提供一种新的降压方式及思路,为健康人群规避不良的生活习惯及认识误区,从而更好地享受生活。

第一节　高血压的运动方式

一、运动与高血压的关系

高血压是以体循环动脉压升高为主要临床表现的心血管疾病,常可造成多个靶器官损伤,并发冠心病、糖尿病等慢性疾病,是急性脑血管事件的独立危险因素之一。近年来随着生活方式的变化,我国高血压发病率呈逐年上升趋势,根据《中国心血管病报告 2018》测算,我国当前高血压患者约2.45 亿,成年人高血压患病率高达 27.9%,而控制率仅为 16.8%。高血压的具体发病机制尚不完全清楚,目前无根治措施,干预以稳定降压,减少并发症发生为主要目的。

中医运动疗法是以经络学说、脏腑学说等中医理论为基础,综合先人哲学思维及康养理念,逐渐形成的以健康促进为核心的非药物性疾病防治方法,中医运动处方是其具体表现形式,主要包括太极拳、八段锦、易筋经、五禽戏、六字诀等养生功法,在中医学、康复医学和养生保健教育中应用广泛。现代研究表明,中医运动疗法在高血压等心血管疾病治疗方面可以发挥良好的保护作用,相关临床研究成果丰富。

现代研究表明,中医运动疗法在高血压等心血管疾病治疗方面发挥着良好的保护作用。张达、石自博等研究发现传统运动疗法能够通过调气、调神等中医方法对各级高血压发挥良好的保护作用,其机制可能与调节血管内皮功能有关。针对太极拳的临床研究则发现,太极拳运动可以有效降低患者心率、血压和血脂,提高临床疗效和患者生活质量,并改善患者心理状态,治疗效果显著。八段锦的相关研究同样得出类似的结论,并得到了较高质量系统评价的证实。由此可见,中医运动疗法治疗高血压具有独特优势。

二、运动方式的选择

(一)步行

1. 步行的方式　步行运动疗法是一项简单而有效的锻炼方式,是一种不受环境、条件限制,人人可行的保健运动。高血压患者首先应从小运动量开始进行,不能骤然增加运动量,也不能够突然做高强度运动。在高血压患者进行运动疗法过程中,步行前应该做好充分的运动热身工作,步行后也要做好相关的整理工作,这对提升患者健康是非常有必要的。高血压患者步行速度为 3~4 km/h,每天持续约 10 min。患者可平路 1 600 m,确保患者用 15 min 走完 800 m,中途休息 3 min,继续完成全程。对于这样的运动疗法主要可适用于那些没有运动习惯的高血压患者,引导其适应运动锻炼,还可以在以后逐渐地加快步速。

2.步行运动量适宜的表现　在步行结束 3 s 内数脉搏数,只要脉搏数小于(170-年龄)的值,呼吸不急促,即表明心肺功能良好,步行运动量是恰当的。如果脉搏数大于上述值,而且呼吸短促,则表明心肺功能欠佳,运动过量,应减速度、距离和时间,务必使脉搏数小于该值,而且还要呼吸正常,才能表明步行运动量是恰当的。

3.步行的注意事项

(1)步行运动时不宜穿皮鞋和高跟鞋。

(2)合并心、脑、肾病变的高血压患者不宜选择快速步行的方式。

(二)健步跑

1.健步跑的方式　健身跑前,一定要对其作心电图检查,以检查高血压患者心功能水平,分析患者血压对运动强度产生的反应性。在健身跑运动疗法实践过程中,不要求患者跑步的速度,对于运动的频度,也可根据患者对自身运动的反应以及适应程度来定,可引导其每周 3 次或隔日 1 次健身跑。跑步时间可由少逐渐增多,以 15 ~ 30 min 为宜。速度要慢,不要快跑,跑步时还要注意掌握最大运动量。同时需要注意的是,在患者每次跑步运动前,应该先做一些静态式伸展操,这样可以改善高血压患者身体柔软度,扩大关节的活动范围,降低运动伤害的概率。健身跑可以减肥,能增强高血压患者的心肺功能,降低患者血脂水平,促进患者运动后的血液循环速度,能够扩张血管,降低血压水平,减轻患者高血压病情。

2.健步跑运动量适宜的表现　健步跑的速度不宜太快,跑时以不觉得难受、不喘粗气、不面红耳赤,能边跑边说话的轻松气氛为宜。客观上健步跑时,每分钟心率要小于(180-年龄)。

3.健步跑的注意事项

(1)慢跑时要选择平坦的路面。

(2)不要穿皮鞋或塑料底鞋,在水泥路面慢跑最好穿厚底胶鞋。

(3)如果慢跑后出现食欲缺乏、疲乏倦息、头晕心慌等情况,必须加以调整,或咨询医生。

（三）游泳

1. 游泳的方式　游泳是一项男女老少都适宜的运动,能提高肺活量,改善心血管系统,对高血压患者来说,能够促进血液循环,提高免疫力。但是由于游泳所消耗的体力较大,因此,适合较年轻的高血压患者。游泳通常没有时间点限制,但是饥饿时和饭后不宜立刻游泳。对于高血压患者而言,可以先在水中仰体漂游 20～30 m,然后仰泳 30～40 m,游 2～3 次,中间休息 5 min。每次保证 40 min 以上,每周 5 次即可。

2. 游泳的注意事项

（1）游泳时不能单独一个人去,要有人陪同。

（2）感冒、身体不适或饭后不宜游泳。

（3）下水前最好先体验一下水温,在水边做一些准备活动,热热身。

（四）太极运动

1. 太极运动的方式　对高血压患者开展太极运动疗法过程之中,要掌握好运动强度,只有强度得当,才能有效保证运动疗法治疗高血压的效果。太极运动疗法治疗高血压,多倾向于 1～2 级高血压患者,可在实践中引导患者,在晚饭 1 h 后,锻炼太极拳 0.5 h,休息 30 min 后,可在水温 38～40 ℃温泉水中,全身浸浴,15 min/次。太极拳中螺旋式弧形运动,可使高血压患者周身肌肉韧带在均匀、柔和以及连贯的旋转中运动,放松机体能量,降低血压。同时,该运动疗法也可疏通经络,使患者血管更有力地收缩和舒张,大量地开放高血压患者的毛细血管,防止高血压患者体内胆固醇在血管壁产生沉积。另外,太极拳的动作柔和,可以使患者肌肉放松,促使血压下降。

2. 太极运动量适宜的表现　太极拳运动量适宜的表现打太极拳后,身体感觉轻松舒适,稍微出汗,全身发热。

3. 太极运动的注意事项

（1）太极拳练习要持之以恒、勤学苦练、思想集中、全身心投入。

（2）练习时,要选择空气清新、环境安静的场所。

（3）体力较好的高血压患者可以打全套,较差者可以只练其中几个动作即可。

（五）活动四肢

1. 活动四肢的方式　通过活动四肢，可以帮助四肢过多的血液回流到心脏，使心脑系统有足够的氧气与血液供应，预防心脑血管疾病，同时增强四肢关节的灵活性，活络通经，最终达到稳定血压的效果。活动四肢的时间高血压患者可以选择在空闲的时间段练习（除了饭后不久），全天任何时间都可以，每次锻炼10 min，根据自己的实际情况，每天锻炼 5～6 次。双脚都做伸屈运动后，双腿慢慢下放，最后着地。双手也做伸屈运动，然后双臂向上提，做 5～10 次。活动四肢时，头部可以随着手部的动作，做适当地转动与俯仰动作。取卧位后，双足跟交替蹬摩脚心，使脚心感到温热。

2. 活动四肢运动量适宜的表现　活动后，不会出现气喘吁吁的情况，不出汗或稍微出汗，心率不会超出（170−年龄），没有头晕、恶心、呕吐等现象。

3. 活动四肢的注意事项

（1）运动过程中，动作不宜过大、过猛。

（2）运动后，要防止受凉，同时要及时补水。

（3）全身要放松，心情要平静。

（六）降压体操

1. 降压体操的方式　降压体操是在传统的"平肝息风"的理论基础上，经过实践，综合现代体育运动的原理而创建的，能起到预防和辅助治疗高血压的作用。通过降压体操能够扩张血管，使得血压下降，心脏也能得到相应的锻炼。降压体操的步骤如下。

（1）同步甩手　双脚自然站立，与肩同宽，举起双手至头顶两侧，然后向上、向下甩手，重复 50～100 次。

（2）捶打上臂　弓步站立，然后用右手拍左手手臂，再用左手拍右手手臂，重复 50～100 次。

（3）高抬腿握拳　高抬一条腿，同时双手握拳，上下挥动，换腿，重复做50～100 次。

（4）左右甩手　弓步站立,双手张开并向与肩膀45°,方向用力甩,左右交替,重复50～100次。

（5）空跳绳　双手呈握绳姿势,模仿跳绳动作(双腿交替抬高、落地)50～100次。

（6）重复捶打　重复捶打上臂的动作50～100次。

（7）自然抖手　弓步站立,双手自物下垂、抖动,同时头部左右转动,重复50～100次。

（8）重复空跳　重复空跳绳的动作50～100次。

2.降压体操的次数　每次30～60 min为佳,每天早晚各1次,要长期坚持。

3.降压体操适宜的高血压人群　降压体操较适合一、二期的高血压患者,尤其是长时间坐办公室的人群。通过做操,可以改善毛细血管的血液循环,使得血压下降。

4.降压体操的注意事项

（1）练习时要按要求,准确练习。

（2）饥时或者餐后不久不宜进行降压体操的练习。

（3）降压体操最好穿插于全天适宜的时间段练习。

（七）血压突然升高时的紧急降压小动作

1.按摩腹部　双手重叠,以肚脐为圆心,用接触腹部的手按顺时针方向慢慢按摩腹部,每分钟30次左右,至腹部感觉有热感为宜。

肚脐上下有神阙、关元、气海、丹田、中脘等穴,经常按摩,会起到降压和辅助治疗脑卒中的效果。

2.擦颈部　将双手互相擦热,擦面数次,自额前两侧太阳穴向后至枕部(后脑勺),然后沿颈部向下分按两肩,再转至额前,向下按摩至胸部。重复20次左右,每天早晚各1次。

经常擦颈,可促进气血运行,有效降低血压。

3.捏大脚趾　用手的指甲掐住大脚趾与趾掌关节模纹的正中央,坚持2 min换1次。

此方法可以在血压突然增高时进行,因为大脚趾是血压反射区所在位置,可以帮助降压。

4. 深呼吸 此方法适合到医院就诊时出现的血压波动、升高,即所谓的"白大衣高血压"。

首先,高血压患者取坐位,闭上眼睛,头部和肩部及四肢不要紧张,让身体保持放松的状态,不可用力,然后缓缓地做深呼吸,呼气时,心里默念"嘘",注意力集中,让心情尽量放松,慢慢地重复10~20次(一呼一吸为1次),血压往往会下降。呼吸完以后,高血压患者不要急着结束,需要再闭目静坐几分钟。

三、高血压的运动要点

1. 运动最佳时段 早晨是心血管意外事件的多发时间,且人体血压具有"晨峰"现象,即人体由睡眠状态转为清醒并开始活动,血压从相对较低水平迅速上升至较高水平。为避免病情加重,高血压患者不宜在清晨进行锻炼,从科学健身的角度,尤其是心血管患者的康复运动效果来看,宜在上午九至十一点,或下午四至六点之间较好。

2. 运动时间与强度 对高血压患者而言,如何控制每天的运动时间与强度非常重要,可以用"3"、"5"、"7"三个数字来概括。即每天运动时间至少30 min,每周运动次数至少5次,运动时的峰值心率应达到(170-年龄)次/min。以一名60岁的患者为例,运动时的峰值心率应达到110次/min。高血压患者进行运动时不要求太大的强度,以运动后不产生头昏、头痛、心慌、气短和疲劳感为宜。

第二节 高血压的运动禁忌

一、不宜运动的高血压患者

虽然运动能给高血压患者的健康带来很多好处,但是并非所有的高血压患者都适合运动。究竟哪些高血压患者不适合运动呢?

(1)任何临床病情不稳定者,如重症型高血压患者、高血压危象患者、急进型高血压或病情不稳定的Ⅲ期高血压合并其他并发症者。

(2)高血压患者合并严重心动过速、心律失常、脑血管痉挛、明显心绞痛、心功能失代偿等。

(3)未控制的过高血压(大于210/110 mmHg)。

(4)对运动出现异常反应的高血压患者,特别是稍微运动就出现血压过高的反应。

二、不适合高血压患者的运动和动作

不适合高血压患者运动的主要是肌肉等长性收缩的运动,即肌肉紧张但身体四肢没有屈伸。这类运动可以使血压值(尤其是舒张压)和脉搏增加,因此不适宜高血压患者选择。①引体向上时,双臂用力上提身体。②做类似举重的挺举动作。③搬运重物或手提满桶的水。④抖动被子。⑤用力拉伸拉力器。

三、高血压患者不能做的危险动作

对于高血压患者来说,生活中常见的一些动作对血压控制很不利,甚至会导致严重的不良后果发生。因此,在平时生活中应避免做这些危险动作。

1. 趴伏桌面　长期趴伏桌面会压迫腹部肌肉,使深呼吸受阻,容易引起血中氧气不足,肌肉收缩导致血管压力增高,甚至可造成脑血管破裂。年龄较大的高血压患者禁止趴着看书、看电视或打瞌睡。

2. 用力排便或突然用力　对有排便困难的高血压患者,下蹲排便突然用力会导致腹部压力增大,使血压骤升而引发危险。

高血压患者突然用力,可能因无法承受肌肉紧绷、血管收缩、精神紧张等生理现象,引起血压突然升高。

3. 领扣扣得过紧　高血压患者如果上衣领扣、风纪扣扣得很紧,或内衣、衬衫领子太紧,时间一长,会压迫颈动脉,造成脑血管供血不足,容易出现意外。因此高血压患者要保持颈部宽松,这样有利于大脑的血液循环。

4. 起床过猛　高血压患者在夜间下床解手,或者清晨起床时,不宜动作过快。因为刚刚醒来时,人体的血液仍然处于黏稠状态,体位突然变化会导致脑部急性缺氧、缺血,对血压的稳定产生不利影响。

四、运动的注意事项

（1）出现下列症状之一者不宜进行运动:未控制的高血压,血压超过 160/100 mmHg;对运动出现异常反应,稍运动即出现血压过高反应,特别是舒张压(低压)升高至 110 mmHg 及以上。

（2）如果运动后血压波动厉害,心绞痛明显或有头晕现象,应当立即停止运动锻炼,待用药病情稳定后再开始运动疗法。

（3）注意防止发生运动外伤、骨折和肌肉拉伤等运动损伤现象。如在湿热环境下运动,出汗过多应注意补充水分及无机盐:在实施运动外方过程中要定期检查身体,根据身体状况适当调整运动处方。

第三节　高血压的情志疗法

一、情志疗法的基本认识

　　情志活动是人在认识自身、接触他人及自然界事物的过程中，对自身、他人、事物所表现出的某种相应的反应。情志调养就是通过调摄精神情志达到防病治病效果的一种方式。《素问·气交变大论》："有喜有怒，有忧有丧，有泽有燥，此象之常也。"比喻人的高兴、发怒、忧愁、悲伤等情志变化，就好像自然界有时下雨、有时干燥的天气变化一样，是一种正常的现象。《素问·天元纪大论》进一步论曰："人有五脏化五气，以生喜怒悲忧恐。"指出情志活动是由人体五脏藏精、化气生神，进而接受体内及外界刺激所产生的，是神动于内、情志显于外的表现。七情六欲，属于人类正常生理现象，正如《医醇剩义》所说："喜、怒、忧、思、悲、恐、惊，人人共有之境。若当喜而喜，当怒而怒，当忧而忧，是即喜怒哀乐发而皆中节也。此天下之至和，尚何伤之有。"由此可知，情志活动是人类对外界和体内刺激的保护性反应，在一定的范围内，它非但是无损于人体，反而是对人类身心健康有益的。当然，任何事物都有两面性，人的情志活动亦不例外。当内外界刺激使人体产生强烈或持久的情绪变化，超出了机体情志的调节、承受能力，必然会影响人体内环境的稳定，出现气机运行障碍、脏腑功能紊乱、精血耗伤等病证。《素问·举痛论》中就有"喜怒不节则伤脏"的论述；《养性延命录》亦提出"喜怒无常，过之为害"之说；《医醇膡义》也发"惟未事而先意将迎，既去而尚多留恋，则无时不在喜怒忧思之境中，而此心无复有坦荡之日，虽欲不伤，庸可及乎？"的感慨。宋代提出"三因学说"的陈无择在其《三因极一病证方论》一书中更是明确将七情的刺激列为三大类致病因素中的"内所因"。《素问·疏五过论》："暴乐暴苦，始乐后苦，皆伤精气，……暴怒伤阴，暴喜伤阳"、"离绝怨结，忧恐喜怒，五脏空虚，血气离守"，提出了不良的精神刺激可以使人体气机升降失常,破坏人体阴阳的相对平衡,引起脏腑气血功能紊乱,导致多种疾病的发生。

二、情志疗法与高血压的关系

近年来我国社会经济迅猛发展,快节奏、大压力、大信息量的工作生活环境,极易使人产生或多或少的情志心理问题,而情志心理的变化可使高血压病加重或恶化。《素问·举痛论》中指出:"怒则气上……发为薄厥",大怒则肝气上逆,可致头昏胀痛、目眩晕,血压升高。薄厥,即由于精神刺激,使阳气急亢,血随气逆,致使血液郁积于头部,造成卒然昏厥,与现代医学的高血压病脑血管意外十分相似。大量流行病学调查结果表明,各种引起精神紧张的情志因素,特别是愤怒、恐惧、焦虑、敌视等均可使人体血液中去甲肾上腺素及肾上腺素水平浓度明显升高,进而导致血压升高,因此,易于急躁、发怒、焦虑、有攻击性情绪的人易患高血压,长期情绪紧张是高血压的重要发病因素。同时,高血压病也可导致情志心理的变化,临床上,病程较长的高血压患者可出现脑动脉硬化,引起脑缺血,从而破坏去甲肾上腺素神经元和5-羟色胺及其代谢通路,使这两种神经递质减少,而导致焦虑、抑郁的发生。研究表明,61.8%的高血压病患者有焦虑情绪反应,63.7%的高血压患者有抑郁情绪反应,精神情志变化与人体的气血运行、脏腑生理活动有密切的关系。高血压病患者的心理也会受到威胁,高血压分级越高,其患心理疾病的概率就越高,两者之间形成互为因果、相互加重的恶性循环。可见,情志调养在高血压病患者的治疗过程中有重要意义。

三、情志疗法的分类

(一)认知疗法

认知疗法是根据人的认知过程,影响他们的情绪和行为的理论假设,通过认知和行为技术改变患者的不良认知,从而纠正和适应不良行为的心理治疗方法。通过与患者交谈,分析患者的思维活动和应对现实的策略,找出错误的认知,通过疏导谈论来改变和重建患者不合理的认知与信念,具体干预内容包括:通过健康教育的方法增加患者对原发性高血压知识的了解,患者不了解高血压的相关知识,往往会容易忽视自己的病情,让患者及家属明确原发性高血压病的病因、危害及控制血压稳定的重要性,告知患者若血压得不到及时控制,可引起心、脑、肾等重要器官的严重病变,最终可能导致器官功能衰竭;重点强调患者的情绪在高血压的发生、发展及治疗中的作用;介绍非药物治疗及药物治疗疾病的相关知识;因降压药物种类多,患者的病因、病情又各有差异,叮嘱患者在医生指导下用药,切忌随意更改药物种类和擅自停药或减少药量,明确告知患者药物服用方法、坚持定时、定量服药的重要性和用药注意事项。

(二)行为疗法

行为学习理论指出心理问题由不良学习形成的,因此行为疗法是以减轻或改善患者的症状或不良行为为目标的。运用此理论,促使患者建立良好的健康生活方式,增强自我保健意识。指导患者控制自己的体重,采用富含锌、钙、低脂、低盐的饮食方法,减少钠的摄入,减少脂肪特别是动物脂肪的摄入量,可将植物油作为主要脂肪来源;指导患者增加体力活动,进行适当运动锻炼,如有氧运动,指导运动的时间、强度和注意事项;指导患者戒烟限酒;鼓励患者多参与集体活动,教会患者学会调节情绪的方法,如放松呼吸训练和音乐放松训练方法。①呼吸放松训练:嘱患者保持舒适的坐姿或全身放松躺在床上,坐时尽可能将背挺直,嘱患者在呼吸时闭上双眼,使用腹式呼吸缓慢的深呼气-深吸气,把注意力集中在呼吸上,渐渐地感觉每次呼气后,小腹自动隆起吸气,小腹涨起,呼气时,小腹内收上提,肚脐贴近脊柱,尾骨收进身体里。每次时间为 20 min。②音乐放松训练:嘱患者闭上眼睛放松心情和肌肉,将全部注意力集中于音乐声中,指导患者想象美好的事物和对愉悦事情的回忆。每次时间 20 min,使用的音乐为轻音乐 over the rainbow 和卡农。每一次干预前对这段时间内患者的遵从情况进行评估,对遵守这些措施的患者进行奖励以强化其行为;对未能很好遵守的患者实施惩罚如唱支歌、讲个故事或笑话,以使其行为消退。

(三)情志疗法

情志疗法是根据不同情志之间的互相制约关系,运用某些方式以唤起求治者新的情志来抑制之前过盛的情志,从而消除患者的心理障碍,促使躯体疾病得以痊愈的心理疗法,它是中医心理治疗的一种特色方法。对患者实施情志疗法,有以下几个方面。

1.宁静淡泊精神修养　心神宁静、少思寡欲、恬淡虚无的心境,对于防治高血压和血压波动,具有举足轻重的作用。老子主张"守静笃""上善若水";孔子告诫"君子有三戒";庄子提倡"外化而内不化",对于中老年高血压患者,尤其有指导意义。宁静淡泊,持心如井,水不扬波,不为外物喜忧,不患得患失,泰然淡定。高血压患者或可选择一些精神修持的方法,如道家的"坐忘""守一",儒家的"心斋""静坐",佛家的"禅定""止观"等,均有利于摒除外物的干扰而保持内心的宁静。

2.控制情绪自我克制　脾气暴躁、性格乖戾、情绪激动,是引起血压波动的重要诱因。《素问·生气通天论》提出"大怒则形气绝,而血菀于上,使人薄厥",《素问·举痛论》提出"怒则气上",说明情绪波动尤其是大怒与血压波动密切相关。孙思邈也在《千金方·养性》中告诫人们:"莫忧愁、莫大怒、莫悲恐、莫大惧……莫大笑、勿汲汲于所欲,勿悁悁怀忿恨……若能勿犯者,则得长生也。"因此,高血压患者必须注意保持良好的情绪,理智地控制情感的发作,不动恼、不动怒,以散淡容忍之心看待世事风云,远离是非尘嚣之境,即使遇有不平之事,也要制心忍性,尽量克制忿恨与悁怒,以免酿成意外之祸。

3.陶冶情操热爱生活　为了调畅情志、和悦精神,应鼓励高血压患者培养优良的兴趣爱好,以此陶冶情操。孙思邈在《千金要方》曾经提到:"弹琴瑟,调心神,和性情,节嗜欲。"另外,《管子·内业》也指出:"是故止怒莫若诗,去忧莫若乐,节乐莫若礼。"因此,培养兴趣爱好对情志也有较好的调节作用。尤其是音乐、书法、绘画以及养花养鸟养鱼等活动,动中有静,以静为主,最能陶冶性情、解除郁闷、抑制愤怒,适宜于中老年患者。

四、总结

在对原发性高血压的治疗中,单纯使用降压药物治疗而不注重对患者情绪的调节,往往不能达到十分理想的治疗效果。国外众多研究表明,采取针对性的临床心理干预对患者的健康恢复起积极促进作用。钱惠琴通过对116例原发性高血压患者进行心理干预,干预方法包括健康教育、生活干预、认知情绪干预和行为干预,研究结果显示对干预组原发性高血压患者进行心理干预后降压总有效率达98.33%,对照组的总有效率是85.71%,心理干预后干预组的降压有效率得到明显提高。陈华球通过对172例原发性高血压患者实施认知行为干预3周后结果显示降压总有效率为97.67%,对照组总有效率为81.40%。陈雪华等研究显示对老年高血压患者干预组在药物治疗和常规护理的基础上实施中医情志护理4周后,干预组的降压总有效率为93.33%,仅采用药物治疗和常规护理的对照组总有效率为73.33%,干预组的降压效果明显优于对照组。唐兰珊的研究指出,通过对老年高血压患者在采用药物控制的基础上实施心理干预4周与仅采用药物控制的患者相比得出,心理干预后观察组的降压效果总有效率为98.33%,对照组总有效率为85.71%,观察组的降压效果明显优于对照组,表明实施心理干预对老年人高血压的控制有较大作用。钟繁等的研究显示对轻、中度原发性高血压患者给予小剂量硝苯地平治疗的同时进行生物反馈疗法松弛训练,结果全部患者血压得到控制和稳定,治疗后的有效率为100%,治疗过程中无一例发生副作用;对照组服用硝苯地平,治疗后的有效率为90.9%,无效2例,均因出现头昏、面红、恶心等不适症状而改用其他降压药物。说明在患者在进行药物治疗的同时加入心理干预技术更有利于高血压患者的治疗,并且心理干预与药物治疗具有协同作用。

治疗过程中指导患者进行情志调养生更为必要,此正合华佗所说:"善医者,必先医其心,而后医其身。"高血压患者只有注意保持情志舒畅,情绪稳定,气血平和,形神兼养,建立稳固的心理防御机制,才能保证脏腑发挥其正常的生理功能。同时,机体的免疫系统也会发挥其抵御疾病的最大作用,其积极作用或许是任何药物都无法比拟的。而高血压患者的心理问题具有一定的连续性,心理问题并不能因血压下降而随即消失。由此可见,在高血压治疗环节中,对患者的情志调养是必不可少的,情志养生应贯穿高血压防治的全过程。祖国医学始终将情志调养与高血压病的治疗相结合,注重调养情志,展现出其独特的魅力。

第四节　高血压的音乐疗法

旋律和节奏是音乐的主要组成因素,节奏给人以生理上的影响,旋律则造成心理上的影响,在协调身心及建立和谐的人际关系中起着非常重要的作用,所以音乐能广泛地应用于行为治疗。我国学者认为,音乐治疗是以心理治疗的理论和方法为基础,运用音乐特有的生理、心理效应,使求治者在音乐治疗师的共同参与下,通过各种专门设计的音乐行为,经历音乐体验,达到消除心理障碍、恢复或增进心身健康的目的。美国音乐治疗协会主任 Bruscia 认为,音乐治疗是一个系统的干预过程,在这个过程中,音乐治疗师通过运用各种音乐体验及在治疗师和治疗对象之间作为动态的变化力量发展起来的关系,来帮助治疗对象达到健康目的。

音乐疗法对人体的影响主要通过心理和物理两大途径起作用,一方面它经过大脑的整合和认知,使患者紧张状态可以缓解;另一方面音乐是具有一定规律变化的声波振动,传入人体后与机体内的相应振动和生理结构发生有益的共振,故能激发人体内储存的潜能。首先,音乐是一种由一连串不同性质的谐振组合而产生特殊的物理能,传入人体后使体内固有的振动频率(心率、心律、呼吸、血压、脉搏等)和生理结构(人体组织细胞)发生和谐的共振;人体内的各种性质的律动会产生一种音乐上所谓之"共鸣"。故能极大地激发人体内储存的潜能,所以人们对不同的音乐会产生各种不同的愉悦感受。其次,情绪活动的中枢下丘脑、边缘系统及脑干网状结构与植物神经系统密切相关,如当人们的情绪出现一种障碍,会导致肾上腺素分泌增加、心律呼吸加快、血压升高、血糖量增加等变化。通过音乐放松治疗,可以在生物反馈仪上看到,音乐刺激能影响大脑神经递质如乙酰胆碱和去甲肾上腺素的释放,应激改善后,人的血压下降、呼吸心律减缓、皮温增高、肌电下降、血容增加、脑电反应γ波增多。我国科学家用音乐电康复仪,对128例肿瘤患者进行观察研究,结果显示治疗组心理测试及免疫指标均优于对照组,说明音乐治疗能调节肿瘤患者情绪,优化情感效应,改善躯体症状,增强免疫功能。另外,音乐具有重要的心理感应。音乐具有心理宣泄作用,在治疗忧郁型和狂躁型的精神病患者中,利用音乐以宣泄心中积郁、愤怒,使心理的不平衡得到情感上的宣泄,使原来急躁情绪安静下来。

近年来,音乐疗法在国内外都受到重视。研究者对高血压患者用音乐疗法进行治疗,治疗组与对照组比较收缩压、舒张压下降显著。交感神经活动增强是高血压发病机制中的重要环节。而音乐治疗的作用机制,在于它引起的心理及生理变化。人们在听音乐时常出现血压、心率、呼吸频率、皮肤电阻、肌电的变化。科学家研究结果显示:①听放松性音乐能改善高血压患者的临床症状,其中头痛、头胀、失眠、焦虑等症状改善较对照组明显,提示听放松性音乐通过对人体心身功能的影响,能改善高血压患者的临床症状。②听放松性音乐能引起高血压患者血压及脉搏的下降,其收缩压的下降程度明显地大于单纯静卧者,说明音乐治疗中,血压的下降有别于普通安静条件下血压及心率的自动下降,这是一种由音乐诱导所产生的松弛反应。患者在高血压状态一般存在烦躁、易怒、头晕。音乐疗法可以为患者创造一个安静、和谐的治疗环境,指导患者听音乐,使患者有一个平和、健康的心境,从而使高血压患者的血压得到更好的控制。实验表明,当患者听到自己所喜欢的音乐,可引起联想效应。愉快的联想能引发欣慰、舒适的心情,从而引起相应的生理反应,造成良好的心理-生理循环。通过音乐疗法,可转移患者对疾病的注意力,降低了交感神经的兴奋性,使患者内分泌调节正常,肾素-血管紧张素Ⅱ减少,缓解了血管壁的紧张度,从而降低血压。

另外,研究表明,对于老年冠心病合并高血压患者,音乐疗法具有实用价值。治疗冠心病的关键是降低心肌耗氧量,心肌耗氧量是通过血压与心率之乘积反映的。研究结果显示,音乐疗法不仅能够使收缩压明显下降,从而有降低血压的作用,而且音乐疗法在一定时期内能使心率减慢。因此,音乐疗法可作为一种即无副作用、又可减少药物的用量和药物的毒副反应,并且降低医疗开支的一种治疗、康复的好手段。

一、音乐疗法的时间

音乐治疗每天 1 次或 2 次,每次 30 min,30 次为 1 个疗程。音量控制不超过 70 dB。治疗过程中保持情绪稳定,一般先休息 5 ~ 10 min 后再行治疗,思想集中,效果则好。平时生活要有规律,治疗前后用血压计测量血压。

二、音乐疗法的形式

可单独对个体在床边或音乐治疗室进行音乐疗法;也可将相同需要的患者集中在同一处进行,但应避免相互干扰,可戴耳机和墨镜。也可由中心统一播放音乐,在每个患者床头氧气和负压接头器旁安装有音响的多功能插座装置,以便随时利用,患者可各自使用耳机和墨镜。

三、音乐疗法和其他疗法的结合治疗

饮食治疗是高血压控制的基本组成。世界卫生组织建议,每天摄入的食盐量要控制在 6 g 以下。同时饮食要选择高蛋白、低脂肪、富含维生素 C 的食物,注意多摄入钾、钙。另外,药物、运动、心理疗法配合音乐疗法可以增强降压效果,这也是近几年的发展趋势。郭瑞茹等曾用体育疗法与音乐疗法结合治疗心身疾病,发现两者结合能进一步促进康复,提高效果。

第五章

高血压的中医养生

第一节　高血压的养生原则

一、中医养生调治高血压的特色与优势

随着循证医学的发展,对中医药的特色和优势的研究上逐渐走向科学化。例如,北京中医药大学的张水馨等采用随机对照的方法将 240 例诊断为临界高血压的患者进行研究,观察组采用中医养生法进行积极干预,对照组采用常规方法进行干预,通过观察两组的相关指标变化总结结果,发现观察组的患者的血压水平较本组干预前有显著变化;而干预后对照组的血压水平较干预前无明显变化。且观察组干预后收缩压和舒张压显著低于对照组干预后血压水平,差异均具有统计学意义($P<0.05$)。观察组血压控制达标率 85%,显著高于对照组 51.67%,差异有统计学意义($P<0.05$)。观察组心血管病事件发生率 8.33%,显著低于对照组 30%,差异有统计学意义($P<0.05$)。通过实验数据得出中医养生的干预方式对高血压患者的临床指标具有明显的改善作用。

概括来说,中医的特色主要体现在临床证据和治病理念的不同。现代医学的临床证据多以实验室检查结果为准,而中医则通过望、闻、问、切从患者那里获得信息,除重视生理的不舒服外,也重视心理,对患者的主观感受

了解得更多。在治病理念上,中医重视疾病的共性,也重视人的个体差异,通过相应的治疗手段和药物使机体功能回归"阴平阳秘,脏腑气血调和"的健康状态。现代医学所着眼的重点则侧重生理功能和病理变化等。中医应中国源远流长的文化底蕴而生,所以"天人合一""以人为本""阴阳平衡"等都体现了中医的优势所在,而"未病先防"这种预防保健为主的医学思想更是中医的优势所在。

二、高血压的中医养生方法

1. 起居有常　《素问·四气调神大论》指出:卧起有四时早晚之分,安居要有规律,要求人们做到"春三月,夜卧早起,广步于庭""夏三月,夜卧早起,无厌于日";"秋三月,早卧早起,与鸡俱兴""冬三月,早卧晚起,必待日光"。《千金要方·养性第一》亦云:"是以善摄生者,卧起有四时之早晚,兴居有至和之常制。"反之,若"起居无节"、"以妄为常",则会耗伤人体正气,诱发疾病。起居规律有常,对高血压的预防具有重要作用。

2. 饮食合宜　《吕氏春秋》中提到:"凡食无疆厚味无以烈性重酒。"即凡食之道,无饥无饱,是之谓五脏之葆等论述,告诫人们注意调摄饮食起居,适度、持之以恒的锻炼,是健康长寿、却病延年的重要手段。《黄帝内经》中的"饮食有节……度百岁乃去","饮食自倍,肠胃乃伤"告诫高血压患者进餐必须要有规律,一日三餐应做到粗细搭配合理,多吃维生素和纤维素多的食物,保持营养摄入均衡,才能起到控制血压的作用。高血压作为一种非常常见的心血管疾病,整体数量相当庞大,且相当一部分高血压患者并未采取科学有效的治疗措施。很多患者对于高血压的认识存在误区,截至目前,高血压虽然无法治愈,但完全属于可防可控的疾病。对于高血压患者而言保持正确的饮食生活习惯配合妥善的药物治疗,患者血压情况能够得到很好的控制。大量临床病例证实,饮食与高血压之间关系密切,不良饮食习惯不仅是诱发高血压的重要病因。食盐是人们日常生活中的主要调味品,也是人体必需元素钠和氯的重要来源。食盐的摄入量与人体健康有着密切关系。长期吃盐太少,体内缺钠会出现疲倦、头晕、恶心、腹泻、抽搐等症状;吃盐太多,钠摄入过量则可引起小动脉痉挛,加速肾小动脉硬化而使血压升高。流行病学调查表明,食盐的摄入量与高血压的发病率呈正比,也就是说吃盐越多高血压病的发病率也越高。

3. 情志舒畅 许多研究发现,高血压的发病与性格和情绪关系密切。急躁、易怒、易激动性格容易罹患高血压病。经常性情绪紧张和持续的应激状态,对高血压的致病作用也不容忽视。《黄帝内经》曰:"恬淡虚无,真气从之,精神内守,病安从来。"情志失调,长期的焦虑、紧张和恐惧是高血压病发生的原因之一。人在暴怒的时候最伤肝,因肝的疏泄失常,造成气机内郁,久而久之,化为火,当肝火上腾时,血压就会突然升高;暴怒伤身,过喜则会伤心,心气涣散时,就会运血无力,血行不畅通,瘀滞血脉,导致眩晕,引发此病;当人过于忧思时,伤及脾,脾失健运,水湿内停,蓄积在体内,容量增加,引发高血压。所以情志舒畅,对防治高血压病尤为重要。做到精神乐观、心境清静、性格平和、娱乐适中,是人们健康的内在要素。

4. 合理运动 研究表明有规律地进行中等强度的有氧运动,可使轻度原发性高血压患者的收缩压下降 6~10 mmHg,舒张压下降 4~8 mmHg。Petrella 等通过分析 39 项运动降血压的研究发现,运动训练的降压作用在性别上无差异。运动训练可以使收缩压和舒张压分别降低 13 mmHg 和 18 mmHg。中等强度的有氧耐力运动最为适合,因为此时给高血压患者带来的益处最多,而没有过多的不良影响。运用疗法降压效果最好的人群是轻度高血压患者。合理的运动对降压会起到事半功倍的效果。除有氧耐力运动外,传统的养生功法也是不错的选择。传统养生功法是一种强度较低的运功,结合古代导引术和吐纳术,强调内外兼练、柔和、缓慢,供能方式为有氧代谢运动。其中八段锦在治疗高血压的效果上效果明显。它是一套根据脏腑和相应病症而设计的形体与呼吸相结合的健身法。主要作用是减少体脂,降低血糖、血脂以及血浆中胆固醇,调节身体质量,从而控制血压。孙思邈认为:"养性之道,常欲小劳,但莫大疲及强所不能堪耳。且流水不腐,户枢不蠹,以其运动故也。"强调运动养生贵在得体。

另外不良的生活方式对血压也有影响,比如吸烟、运动不足等对血压的危害就很大。男性长时间过量吸烟会导致高血压病的出现,两者之间具有相关性。吸烟可明显增加 H 型高血压患者血清同型半胱氨酸(Hcy)浓度;吸烟指数越高,Hcy 水平越高;Hcy 水平与戒烟时间长短无关;应以戒烟为目标减少吸烟。吸烟和身体活动不足是高血压、糖尿病、血脂异常的危险因素,现在吸烟且身体活动不足者高血压、糖尿病、血脂异常患病风险加大。吸烟与动态血压及动脉性硬化指数之间存在着密切的关联性,戒烟有助于遏制高血压及动脉粥样硬化的进一步恶化。另外,长期接触职业性噪声可增加高血压患病风险,且将听力损失作为高噪声暴露指标,也证实了高水平职业性噪声可增加高血压患病风险。吸烟是高血压独立的危险因素,吸烟量≥25 包/年可增加高血压的风险。吸烟与职业性噪声对高血压的风险存在相加作用,可增加职业性噪声对高血压的风险。

5. 针灸按摩"亦治亦辅" 针灸按摩是中医养生法中具有特色和疗效的方法之一。《庄子》中说孔子"血所谓无病自灸也"的论述,说明当时人们已经意识到灸法保健可以治未病。当血压升高时,及时按摩印堂、风池、合谷、内关、涌泉、丰隆、大椎、太阴、足三里、三阴交、太溪等穴可以达到降血压作用。当血压升高较快时,应快速按摩耳后的降压沟、头顶的百会穴、胳膊肘外侧的曲池穴 10 ~ 20 min。这 3 个穴位主要的作用是平肝熄风。百会穴是连接手足三阳,百脉交会之处,故又名"三阳五会"。按摩此穴位能够平衡阴阳之气,通达阴阳脉络,从而缓解头晕目眩。再者,高血压正是"风邪气滞",曲池穴具有游走通导、清热祛风、行气血的作用。通经络降压都可以疏通经脉、控制血压。这些穴位即可按摩,亦可针刺。按摩因为可操作性强,方便简洁,患者可以自行完成。十二时辰养生法也可以运用,比如肝阳上亢者于每天午时(11:00 ~ 13:00)按摩少冲穴、太冲穴;痰湿壅盛者于每天巳时(9:00 ~ 11:00)按摩三阴交穴、足三里穴;阴虚阳亢者于每天酉时(17:00 ~ 19:00)按摩太溪穴、涌泉穴、三阴交穴。每天每穴按摩 5 min,顺补逆泻,按摩强度应达到局部有酸胀感、个人能够耐受为宜。"降压按摩操"能改善高血压患者的常见临床证候包括眩晕、头痛、不寐、心悸、胸闷、颈板等明显减轻,能提高患者生活质量,尤其生理症状、躯体化症状、睡眠状况及生气或活力四个维度较明显,但时间长在焦虑维度方面一定有作用,能协同降血压作用,同时诊室血压疗效明显优于自测血压,可能诊室血压干扰因素较多和包括白大衣高血压,因此观察"降压按摩操"疗效,应更注重自测血压。长期"降压按摩操"对降低血同型半胱氨酸及血清胱抑素-C 会有一定影响;在针刺按摩治疗高血压时,针灸和按摩既可以作为治疗高血压的主治,也可以作为高血压治疗的辅助方法,所以"亦治亦辅"。

三、高血压养生原则

高血压的形成,在中医看来,多是气血不和,致使气机上逆,而得眩晕、头痛等不适症状,正如元代大医朱丹溪:"气血冲和万病不生,一有怫郁,诸病生焉。故人身诸病,多生于郁。"所以高血压的养生重点就在于养成良好的生活方式,使得心平气和,气血调畅。

1. 心气平和,顺应时气　《素问·举痛论》提出"怒则气上",孙思邈也在《千金方·养性》中告诫人们:"莫忧愁、莫大怒、莫悲恐、莫大惧……莫大笑、勿汲汲于所欲,勿悁悁怀忿恨……若能勿犯者,则得长生也。"说明情绪波动是一个人患病的主要诱因,尤其是大怒与血压波动关系密切。平静如水的心态是养生的最基本要求也是最高要求。另外,高血压病的防治,应重视顺应四时之气。人顺则安,逆之则病。四时养生、节气养生各不相同。春季是万物吐新的季节,五行说:春三月属木,主生发,升发冬时闭塞之气;夏季炎热,气血趋表,气阴耗伤,宜补气养阴;秋季干燥应以防燥护阴,滋阴润肺为主;冬季属水,应于肾,寒为阴邪,易伤人肾阳,故冬季养生,应阳气深藏。顺时令节气养生,对高血压病防治有重要作用,也是基本原则。

2. 寓情于乐,重视降压　发展自己的兴趣爱好,对养生也有好处。琴棋书画,可以怡情宜志,美国的唐纳德·阿特拉斯教授在《医学杂志》上公布了他的研究结果,统计了 30 位已故著名交响乐队指挥的年平均寿命比当时美国男人的平均年龄高 5 岁。这说明优美动听的音乐可以使人长寿,音乐可以使人的身心愉悦,大脑皮层极度放松,内脏和躯体活动和谐,益于健康。棋艺和书法是中国的传统艺术,可以作为生活中的调味剂,使人们摆脱单调和乏味的状态,产生好的心态,增长才智,天长日久坚持不懈,可以健康延年,有利于降压。降压是高血压患者必须长期坚持的,也是要尤为重视的。

目前主要的降压方法是坚持按照医嘱服用抗压药物,效果显著。有效稳定的血压控制,也是高血压病治疗的主要原则。

小结以下几点供参考:调畅情志、饮食有节、戒烟少酒、劳逸结合、坚持锻炼、坚持服药。不宜听快节奏音乐、下蹲即起是禁忌、衣领不要扣太紧、趴着看书会血压骤升。

第二节 高血压的养生粥

一、高血压推荐养生粥

民以食为天,高血压患者饮食可以根据自己的情况,选择适合自己的养生粥。

1. 大米玉米粥 材料主要包含玉米糁和大米,各取食量的百分之五十。制作时将玉米糁加入适量的清水进行调匀,大米煮到五六分熟时将玉米糁加入其中进行煮熟即可。该食物食材易获取,制作简单,具有益肺宁心、软化血管等功效。

2. 胡萝卜粥 材料包括新鲜胡萝卜 120 g 切碎,粳米 100 g。将胡萝卜洗净切碎,与粳米同入锅内,加清水适量,煮至米开粥稠即可。本粥富含维生素 A,有健脾胃、有益于肝脏、降低血压的效果,因此高血压患者使用胡萝卜粥可以缓解高血压情况。

3. 芹菜粥 可以使用连根的芹菜,取材 120 g,再取粳米 250 g。将芹菜洗净分为短段,与粳米放入锅中加入清水进行煮食,待食材煮成粥时,便可食用,芹菜中含有降低高血压的成分,因此将芹菜做成粥,不单单丰富了饮食生活,还能为高血压患者带来降低血压的效果。

4. 银耳山楂羹 取银耳 20 g,山楂 40 g(山楂片也可),白砂糖一小勺。银耳需要冷水浸泡 1 d,全部发透再清洗干净,放入锅中与山楂白砂糖一起,山楂放入之前可以切成小块,炖煮至银耳溶烂即可食用,每天可以食用两次,是高血压患者在冬季十分适合的食物。

5. 山楂合欢粥　材料:生山楂 15 g,合欢花 30 g(鲜品 50 g),粳米 60 g,白糖适量。做法:将山楂、合欢花一起入锅水煎,留汁去渣,放入淘洗净的粳米煮粥,粥熟加糖,再稍煮片刻即可。食疗功效:解郁安神,活血化瘀。适于气滞血瘀型高血脂患者服用。

6. 菊花粥　材料:菊花末 15 g,粳米 100 g。做法:菊花摘去蒂,上笼蒸后,取出晒干或阴干,然后磨成细末,备用。粳米淘净放入锅内,加清水适量,用武火烧沸后,转用文火煮至半成熟,再加菊花细末,继续用文火煮至米烂成粥。每天服用两次,可以晚餐食用。食疗功效:高血压患者不仅可以通过喝菊花茶来降压,而且可以喝菊花粥来控制血压,避免血压的剧烈波动。

7. 绿豆海带粥　高血压患者可以把绿豆海带粥作为长期的晚餐必备食物,有利缓解病情和血压控制。

8. 甘菊粳米粥　取甘菊新鲜嫩芽或者幼苗 15～30 g,洗净,与粳米 60 g、冰糖适量煮粥,早晚餐服用,每天 1 次,连服 7 d。适用于高血压、肝火亢盛之头晕。

9. 芹菜苦瓜汤　芹菜 500 g,苦瓜 60 g,同煮汤饮用。或用芹菜 250 g、苦瓜 30 g,用沸水烫 2 min,切碎绞汁,加砂糖适量,开水冲服,每天 1 剂,连服数日。适用于高血压、阴虚阳元之头晕。

10. 葛根粳米粥　鲜葛根适量洗净切片,沙参、麦冬各 20 g,经水磨后澄取淀粉,晒干,每次用葛根沙参麦冬粉 30 g 与粳米 60 g 煮粥吃,每天一剂,可以常食。适用于高血压阴阳两虚之头晕。

11. 车前粳米粥　车前子 15 g(布包)煎水去渣,入粳米 60 g 煮粥,玉米粉适量用冷水溶和,调入粥内煮熟吃,每天 1 剂,常吃。适用高血压痰湿壅盛之头晕。

12. 荷叶粥　新鲜荷叶 1 张,粳米 100 g,冰糖少许。将鲜荷叶洗净煎汤,再用荷叶汤同粳米、冰糖煮粥。早晚餐温热食。

13. 淡菜荠菜汤　淡菜、荠菜或芹菜各 10～30 g,每天煮汤喝,15 d 为 1 个疗程,对降压有效。

14. 何首乌大枣粥　何首乌 60 g、加水煎浓汁,去渣后加粳米 100 g、大枣

3~5 枚、冰糖适量,同煮为粥,早晚食之,有补肝肾、益精血、乌发、降血压之功效。

15. 松花蛋菜粥　松花蛋 1 个,淡菜 50 g,大米 50 g。松花蛋去皮,淡菜浸泡洗净,同大米共煮粥,可加少许盐调味。每天早晚空腹服用。可清心降火、治高血压、耳鸣、眩晕、牙齿肿痛等。

16. 桃仁粥　桃仁 10~15 g、粳米 50~100 g。先将桃仁捣烂如泥,加水研汁去渣,同粳米煮为稀粥。每天 1 次,5~10 天为 1 疗程。功能活血通经,祛瘀止痛。适用于高血压、冠心病、心绞痛等。宜忌:用量不宜过大;怀孕妇女及平素大便稀薄者不宜服用。

17. 豌豆糯米粥　豌豆 60 g,红枣 15 个,清洗干净,去掉杂质,之后放到温开水中浸泡半个小时,之后将糯米 100 g 淘洗干净,将所有的食材一起放到锅内,大火煮沸,之后转为小火炖煮到豌豆和糯米熟烂就可以了,这款粥特别适合高血压和身体虚弱的人食用。

二、推荐养生药膳

1. 芹菜炒猪心

功能:养心气、益心血。辅助治疗气血不足所致的心悸怔忡、健忘、失眠等症。

原料:芹菜 50 g,猪心 250 g,酱油、香醋、姜丝、香油各适量。

做法:①将猪心洗净煮熟,切成薄片,把芹菜洗净去叶,切成 2 cm 长的段。②将锅放火上,加入香油,待油热后加入酱油、姜丝炝锅,放入芹菜煸炒,待芹菜将熟时放入猪心片,注意翻转炒匀。③炒好后盛盘中,加入少许香醋即可。

2. 芦笋莲火腿粟米汤

功能:调中开胃,软化血管,降压消脂。适用于高血压、肥胖病等。

原料:罐头芦笋 240 g,罐头粟米 160 g,鲜莲子 100 g,火腿末少许,盐、水淀粉、鸡油、鸡汤各适量。

做法:①芦笋切成 4 cm 长的段,下锅加鸡汤、味精、盐煨 3 min 左右取出,抹干水分,分3行排在长盘内。②鲜莲子洗去黄衣,拿出莲心和粟米同时下锅,加入鸡汤、盐、味精,待烧透后用水淀粉勾芡,加入鸡油搅匀,淋在芦笋面上,撒上火腿末即可。

3. 夏枯草煲猪肉

功能:育阴潜阳,养血益精。适用于老年高血压肝肾虚损、眩晕耳鸣者。

原料:夏枯草 20 g,桑葚 20 g,牡蛎 20 g,猪瘦肉 250 g,酱油、盐等适量。

做法:①将夏枯草及牡蛎煎汁,猪肉切块。②将煎汁与猪肉放入锅中,用文火煲汤,至七成熟时,加入桑葚、酱油、盐、糖等调料,继续煮至肉烂熟,汁液收浓即可。

4. 菠菜虾皮降压粥

功能:降压,并预防脑卒中的发生。

原料:粳米 100 g,菠菜 200 g,虾皮 20 g,盐、味精各适量。

做法:①菠菜洗择干净,入沸水中稍微氽烫一下,挖出切碎,虾皮洗净;②粳米淘洗干净,放入锅中,加入适量清水,以大火煮沸后,放入虾皮,转小火熬煮约 30 min,待粥快煮熟时,加入菠菜稍微煮一下,待熟后加入盐和味精调味,搅拌均匀即可。

5. 皮蛋降压粥

功能:降血压,降血脂,软化血管。

原料:大米 100 g,皮蛋 50 g,香菜适量,酱油、香油各 5 mL,白酒 3 mL,姜 2 g。

做法:①大米洗净煮成粥;②皮蛋去壳,切块,淋上酱油、白酒、香油腌渍一下。③姜去皮切丝,放在冷水中迅速洗过;④香菜择净切成段;⑤白粥倒入锅中烧热,放入皮蛋和生姜,盛出后撒上香菜即可。

6. 葛根绿豆降压粥

功能:清热解毒,补肝益肾,明目通便。

原料:粳米 100 g,绿豆 60 g,菊花 10 g,葛根粉 30 g。

做法:①将菊花装入纱布袋内扎口,放入锅内加水煮汁,留汁去纱布袋。②绿豆洗净用水浸泡 30 min;粳米淘洗干净;将绿豆放入锅内,加入适量清水煮沸,用文火煮至绿豆开花。③加入粳米煮沸,再加入菊花汁,煮至米熟烂。

④加入葛根粉调至糊状,倒入锅内,稍煮即可食用。

三、可降压的药食两用之品

菊花——降压、抗炎、解热。

山楂——用于治疗高血压的疗效已得到肯定。

天麻——改善心肌血液循环,降低血压。

钩藤——对高血压引起的头晕头痛、失眠心烦、心悸气促有效。

决明子——抑制血清胆固醇的升高。

夏枯草——清泄肝火,对肝火亢盛、阳虚阳亢、肝阴肝虚型患者尤其有效。

丹参——降低血压、血脂,增强免疫功能。

玉米须——利尿降压。

第三节 高血压保健操

一、八段锦

八段锦将呼吸吐纳与心理调节相结合,能够强身健体,延年益寿,且动作简单,易学易练,运动量适中,是一项老少皆宜的健身运动。该功法调节自主神经系统功能,降低交感神经兴奋性及血中儿茶酚胺的浓度,还可以降低血清内皮素(ET)的水平,提高一氧化氮(NO)浓度,提高血管内皮的舒张功能,从而降低血压,尤其能够促进老年高血压患者的康复。

董春玲等采用便利抽样法将60例一级原发性高血压的中年患者随机分为两组,对照组给予常规健康宣教,八段锦组在其基础上进行"降压八段锦"锻炼,20 d为1个疗程。3个疗程结束后,八段锦组收缩压、舒张压均明显改善,两组差异显著。梁云花等选择60例原发性高血压患者,均以常规护理和药物治疗为基础,对照组每天散步治疗,练功组八段锦治疗。6 个月后,练功组收缩压和舒张压明显下降,并且三酰甘油(TG)、总胆固醇(TC)、低密度脂蛋白胆固醇(LDL-C)水平显著降低,高密度脂蛋白胆固醇(HDL-C)升高。陈辉等研究高血压患者坚持练习 24 周八段锦后,收缩压和舒张压明显下降,其机制可能是八段锦锻炼可抑制细胞因子 C 反应蛋白(CRP)分泌,降低超敏(hs)-CRP 水平,从而有利于血压的控制。上述可知八段锦不仅能够降低原发性高血压患者血压,还能调节患者血脂,改善临床症状。凌昆等将50 例原发性高血压患者进行自身前后研究,要求患者练功的同时减少服药量直至维持剂量,观察血压变化并进行随访。结果降压总有效率 80%,临床症状总有效率 94%。娄灵芝等将八段锦锻炼作为原发性高血压中医健康综合干预措施之一,且成效显著。

综上所述,尽管临床研究八段锦功法练习时间及观察指标等不尽相同,但锻炼时间大都为 6 个月,主要观察患者治疗前后的血压状况。长期习练八段锦,能够调节高血压患者体内 NO 与 ET-1 浓度,保护血管内皮功能,在降压的同时改善患者的血脂代谢,抑制细胞因子等,并且八段锦的降压远期疗效较好,辅助治疗原发性高血压效果显著,适宜在高血压人群中普及与推广。但是上述研究缺乏八段锦锻炼与西药降压疗效的比较研究,因此,今后可以开展此类研究,为临床防治高血压提供可靠的临床依据。

二、太极拳

太极拳作为祖国传统康复运动之一,其动作柔缓均匀、连贯圆活,能够以意引气,平衡阴阳,疏通经络,平稳情绪,可以保持血管运动神经的稳定性,提高血管顺应性,降低血压,从而增强患者心功能,提高患者的生活质量。

金昊雷等将 54 例原发性一级高血压患者随机分为两组,练功组每天太极拳运动 40 min,对照组口服氨氯地平 2.5 mg/d,连续干预 6 周。观察患者治疗前后的 24 h 动态血压及 ET 和 NO 含量。结果练功组患者 24 h 收缩压和舒张压均明显下降,血清 ET 水平下降,NO 浓度明显升高,效果优于西药。

毛红妮等的研究也表明太极拳运动可以有效控制高血压患者 24 h 动态血压水平,调节血清 ET/NO 水平,保护血管内皮功能,且能够减少患者降压药物的服药量。而肖亚康选取 84 例原发性高血压患者,与慢跑、快走等有氧运动锻炼做对照,吴秋桃等做自身前后对比研究,结果均与上述研究一致。冯丽娟等将 82 例老年原发性高血压患者随机分为练功组和步行组。两组均维持原有药物治疗不变,练习 12 周,总计 36 次。观察干预前后患者血压、血脂的情况。结果练功组血压明显下降,尤其收缩压降低更显著,患者的 TC、TG 等同样下降明显,两组比较,差异有统计学意义。王晓军等纳入 60 例肝肾阴虚证高血压患者,练功组遵循太极拳运动处方治疗,对照组无任何运动干预。16 周后,练功组收缩压及舒张压显著降低,呈稳定状态。表明太极拳运动既能改善血管内皮功能,还可调节细胞因子。王纯等研究发现太极拳与步行运动对高血压均具有明显的调节降压作用,但对临界、一级、二级高血压的降压作用呈现效果依次递减的现象。

上述研究多运用太极拳治疗一至二级原发性高血压,以老年患者居多,常与西药、步行锻炼进行对照研究,练功时间 6~24 周不等。太极拳运动强调动作缓慢自然,意气相合,意守丹田。通过太极拳锻炼,可以促进神经系统和内分泌系统的平衡,调节血清 ET/NO 水平,保护血管内皮功能,达到降压的目的,特别是舒张压,还能调节细胞因子与血脂代谢,因而能够缓解高血压患者的自觉症状,是一项防治老年人高血压的理想运动。因此在医院及社区等要大力提倡太极拳运动,并且持之以恒,方可获得满意疗效。

三、五禽戏

五禽戏是华佗在前人养生导引术式的基础上,根据中医养生理论创编的一套模仿虎、熊、鹿、猿、鸟(鹤)五种动物的动作特点,动静结合、形神合一的仿生导引养生术。它通过肢体移动刺激经络,间接影响脏腑功能,能够激活大脑皮质下血管运动中枢及脑啡肽系统,降低交感神经兴奋性;调节血管顺应性,是辅助治疗高血压的功法之一。

林红等将 127 例临界高血压或轻度、中度高血压的患者随机分为单纯服药组与练功+服药组。练功+服药组每周练习五禽戏至少 6 次,每次 30 min。观察两组早期、中期、末期的即时血压、24 h 动态血压的变化情况及练功组"一次练功前后"心率变异性(HRV)变化情况。干预 6 个月后显示五禽戏可以改善老年人高血压患者即时血压,减慢运动后的即时心率,有助于高血压患者的康复,保护靶器官。郭成芬等将 80 例老年人随机分为对照组、五禽戏锻炼组、营养调控组、五禽戏锻炼和营养调控结合组。研究 6 个月后,五禽戏锻炼和营养调控结合组心脏功能明显增强,血压显著降低。沈爱明观察69 例一至二级的老年原发性高血压患者,两组均接受常规药物治疗及高血压健康教育,观察组 36 例锻炼五禽戏,对照组 33 例练习太极拳。6 个月后两组患者血压控制和生存质量明显改善,但五禽戏效果稍好。王雪冰选择21 ~ 80 岁的成年人,五禽戏干预时间为 3 ~ 12 个月,采用系统评价和 Meta分析的方法得出五禽戏对成年人血压有一定的改善作用。李雯等探索五禽戏锻炼对老年人血压及肥胖的影响,经过 6 个月的五禽戏干预,表明五禽戏能够降低老年人血压及血脂。张海平等认为,练习五禽戏能机械按摩血管与淋巴管,维持血管和淋巴管壁的弹性,甚至能扩张一些狭小部位的血管分支,保持静脉血回流通畅,进而降低血压。

上述研究中,观察组多是药物基础之上结合练习五禽戏,五禽戏锻炼时间主要为 6 个月,但研究结果都证实五禽戏辅助降压疗效确切,同时能够降低心率、减少靶器官损害。因此坚持习练五禽戏能够平衡脏腑功能,疏通经络,促进气血运行,愉悦身心。如果长期锻炼可以改善人体循环系统,增强心肺功能,实现降压的目的。而五禽戏简便易行,老少皆宜,因此需重视五禽戏的传承发展,普及推广五禽戏的练习,更好发挥它的降压功效。

四、易筋经

易筋经锻炼身体主要是通过"调心"、"调息"、"调姿"3 调的方法,促进人体气血运行,改善人体各种组织器官的生理功能,是一种变易经络、内壮脏腑、外强筋骨的锻炼方法。心主血脉,为"脏六腑之大主",长期坚持易筋经能够增加心肌收缩力,增大心脏排空量,改善心脏前、后负荷,增强心肌顺应性,增强心脏功能,起到间接降压的作用。

武彦红将高血压患者 86 例随机分为易筋经配合药物治疗的患者 44 例,早晚练功各 1 次,6 个月为 1 周期;单纯药物治疗的患者 42 例,口服西拉普利,1 次/d。1 周期后两组血压比较有显著性差异,易筋经配合药物治疗原发性高血压疗效优于单纯西药治疗。洪浩等将高血压前期及一级原发性未使用抗高血压药物的高血压患者 60 例随机分为两组。对照组仅生活方式干预,易筋经组在其基础上练习易筋经,每天 1 次。12 周后两组血压变化差异显著,说明易筋经锻炼治疗高血压前期及 1 级原发性高血压降压效果明显,并且能改善患者生存质量。程林江运用自身对比的方式观察 48 例原发性高血压患者,易筋经锻炼 1 次/d,每次 30 ~ 60 min,监测患者习练前后的健康状况及血压变化。9 个月练习结束后,结果显示易筋经可有效控制原发性高血压,并且随着习练时间的累积,降压效果愈加明显。既往研究说明易筋经既能降压,又能协调脏腑,两者相互促进。苏玉凤等将 70 名老年女性随机分为练功组和对照组,练功组每周 5 次,每次 60 min,对照组不参加任何锻炼。通过 3 个月的易筋经锻炼,发现练功组老年女性的血压和肺活量都有改善,尤其舒张压显著降低。其可能机制为易筋经能改善血管弹性、降低心脏后负荷和提高呼吸肌肌力,从而降低老年血压和增加机体肺活量。

总而言之,上述研究证实长期锻炼易筋经有明显的降压效果。通过"调心""调息""调姿"三调的方法,持续有规律的锻炼易筋经,可以调节脏腑功能,改善心脏功能,从而起到降压的疗效,尤其适用于初期高血压患者。易筋经易学、易练,不受天气、场地的限制,对高血压患者而言,是一项适合长期练习的养生功法,具有很好的临床推广价值。但是临床探索易筋经降压疗效与机制的研究相对较少,因此今后应重视开展此类研究,尤其是机制探索,为临床治疗高血压提供实验依据。

综上,原发性高血压是一种多因素共同作用引起的慢性疾病,严重威胁患者的生命健康。运动疗法不仅对早期高血压患者降压明显,而且还能降低血糖、血脂、胆固醇等高血压危险因素,因此八段锦、太极拳、五禽戏、易筋经等可以辅助药物治疗原发性高血压。传统养生功法是我国传统医学的重要组成部分,能够协调脏腑经络功能,疏经通络,降压作用较为可靠。然而笔者发现临床研究中运用八段锦及太极拳运动治疗高血压的研究较多,且都有显著的降压疗效,尤其适用于降低舒张压。而五禽戏和易筋经虽也有明显的降压作用,但临床研究较少,可能与人们对这两种功法关注度较低或者研究样本量较少有关。另外,各功法治疗原发性高血压的机制研究相对较少,因此今后应当重视规范制定不同功法技术要领、练习时间,加强不同传统功法降压效应的比较研究,进一步探索降压机制,促进传统养生功法在心脑血管病中的推广应用。

五、养生音乐

"五音疗疾"的理论认为五音可以直接作用于五脏:宫入脾,商入肺,角入肝,徵入心,羽入肾。五音又可以运用五行的相生相克来调整人的五志,从而提高五脏功能。这样,通过五音多人的心理与生理的影响和作用,就可以达到养生与治病的目的。中医认为高血压病的主要病因是情志失调、饮食不节、久病劳伤、先天禀赋不足等。主要病位在肝、脾、肾,最终导致肝、脾、肾、心诸脏俱损。肝主疏泄,以调畅人体气机,使气行通利,喜爽朗、豁达。情志失调伤肝,致肝气郁滞,肝阴耗损,肝火上炎或肝阳上亢,情志不舒、易怒,血压升高。脾主运化,将人体所需的能量,输送给各脏腑,脾虚运化无力,气滞血瘀,致使血压升高。脾虚水湿不运,湿聚成痰,痰浊中阻或阻滞经脉,上扰脑窍,致使血压升高。肾藏精,为先天之本,是生命活动的原动力,也为虚证之本。肾精亏虚,则水不涵木,致使肝阳上亢,肾阳不足,蒸腾气化乏力,气、血、水运化失常,致使全身脏腑功能失调。心主血脉,心气不足,无力推动血液运行脉中,脉道不充或络脉瘀滞,脑窍失养。心血不足,络脉失养,血海空虚,则头晕目眩、头痛。气血亏虚,致使血压升高。总之,高血压病的病机为本虚标实,肝肾阴虚为本,肝阳上亢,痰浊、瘀血内蕴为标。所以,高血压病患者在常规治疗的同时可以运用音乐养生,多听羽音与角音,适当听一些商音与宫音,再稍听一些徵音。按照这个原则,可以参考一些降压音乐处方(下表)。

降压 01			
114	梅花三弄	笛曲	4 分 39 秒
502	大浪淘沙	琵琶名曲	5 分 11 秒
207	阳关三叠	古筝	7 分 48 秒
303	玄天暖风	民乐	5 分 52 秒
306	云山夜雨	琴箫合奏	5 分
616	昭君怨	广东音乐	5 分 52 秒
631	箫中妙韵	琴箫	5 分 31 秒
合计 39 分 53 秒			

降压 02			
102	秋湖月夜	笛曲	10 分 40 秒
503	三潭印月	广东音乐	4 分 55 秒
218	绣金匾	筝	3 分 15 秒
301	角调	民乐	6 分 33 秒
307	月光下的凤尾竹	葫	4 分 28 秒
609	云水逸	古筝	3 分 33 秒
603	二泉映月	二胡与乐队	6 分 23 秒
合计 39 分 47 秒			

降压 03			
108	渔舟唱晚	二胡与古筝	7 分 12 秒
501	高山流水	古筝	5 分 52 秒
214	凤阳花鼓	古筝名曲	3 分 48 秒
304	鹧鸪飞	笛曲	5 分 29 秒
312	睡莲	二胡音乐	5 分 24 秒
615	妆台秋思	埙乐	4 分 5 秒
601	岭头山色	琴箫合奏	7 分 29 秒
合计 39 分 19 秒			

降压 04			
127	良宵	二胡音乐	4 分 34 秒
512	茉莉花	二胡与古筝	5 分 52 秒
208	柳青娘	筝曲	6 分 15 秒
308	花儿为什么这样红	艾捷克	4 分 29 秒
311	胡笳十八拍	琴箫	7 分 49 秒
612	平沙落雁	民乐合奏	6 分 59 秒
614	秋水悠悠	琴箫巴乌	3 分 40 秒
合计 39 分 38 秒			

降压 05			
106	水乡船歌	合奏	4 分 20 秒
511	百鸟朝凤	唢呐	7 分 21 秒
219	好人一生平安	马头琴	3 分 48 秒
302	碧叶烟雨	民乐	5 分 53 秒
305	翡翠登潭	筝	4 分 38 秒
618	双声恨	洞箫	6 分 16 秒
632	冰雪寒天	琴箫	7 分 29 秒
合计 39 分 45 秒			

降压 06			
113	姑苏行	笛曲	4 分 27 秒
510	牧笛	笛曲	6 分 46 秒
205	蕉窗夜雨	筝	4 分 35 秒
317	在湖上遇到月光	合奏	7 分 56 秒
309	妹妹找哥泪花流	琵琶曲	4 分 1 秒
613	塞上曲	琵琶	7 分 44 秒
634	梅花引	箫	4 分 48 秒
合计 40 分 17 秒			

注：每首乐曲编号的首位数字表示这首曲子的调式。如《二泉映月》编号为 603，其中 6 表示此

曲为羽调。同样编号的首位数字是1、2、3、5,则分别表示宫、商、角、徵调曲子。后两位是顺序号。

用音乐养生,每天1~2次,每次30~60 min。选择一个幽静的地方坐下,全身放松,轻闭双眼,聚精会神地聆听养生处方音乐,音量不要太大,这样你自然会受到音乐的感染,心情愉悦,如此便可以达到养生的要求。

音乐疗法对高血压病的疗效是肯定的。南京艺术学院宋保生教授,曾经用大提琴演奏曲目对高血压患者进行治疗,结果有85%的高血压患者血压下降显著。有人进行了临床试验,用音乐疗法治疗原发性高血压,听音乐时不服降压药,观察无严重并发症的一至二期原发性高血压患者,可看到音乐疗法前后的收缩压、舒张压均有明显下降。大量的实践证明,在常规治疗的同时进行音乐养生或治疗,一定比单纯服药的效果好得多,但必须坚持。欣赏音乐是一种享受,给你带来的是快乐,长期在天籁之音的熏陶下,你的精神会越来越好,不但血压会得到平稳,身体的各方面都会越来越健康。

六、养生茶

中药养生茶是我院针对不同体质人群而创制的饮品,具有防病之基,又有治病之效,集合中药汤剂的功效,加之茶品的口感及舒适方便性,使得中药养生茶具有很好的临床依从性。在本次试验中,针对原发性高血压患者中的痰湿体质,应用具有"健脾化痰,利尿除湿"功效的中药养生茶,具体组成如下:茯苓2 g,薏苡仁2 g,橘皮2 g,山楂2 g,绿茶5 g。如上所述,痰湿体质的患者脂膏偏多,痰湿内蕴,气血运行必然受碍,或成血瘀,或成虚证,抑或挟风挟热,均可致眩晕,正如朱丹溪云"无痰不作眩",此之谓也。在本养生茶中,茯苓、薏苡仁一可健脾,又可化痰、降浊、利湿,加之橘皮兼具理气、调中之效,"健脾化痰,利尿除湿"之效便具,同时,现代药理研究发现,山楂具有很好的降脂之功,并且其口感酸甜,配之可增强适饮度。研究结果显示,在现代疗法基础之上,配与中药养生茶,在临床疗效方面,治疗组的有效率显著高于对照组的有效率($P<0.05$);在中医症候疗效方面,治疗组可显著地改善高血压患者的临床症状及体征与对照组相比($P<0.05$);两组患者治疗前后血压变化比较,不论是收缩压还是舒张压,试验组均好于对照组($P<$

0.05）；在 SF-36 评分方面，与对照组相比，试验组可显著地改善高血压患者的生存质量（$P<0.05$）。

1. 平肝降压茶　由河南省中西医结合医院高血压科研制，由菊花、罗布麻、葛根等组成，具有平肝潜阳之功效；煮沸或沸水浸泡 10 min 取汁口服，1 次 1 袋，每日 1～2 次。

2. 菊花茶　菊花应为甘菊，其味不苦，尤以苏杭一带所产的大白菊或小白菊最佳，每次用 3 g 泡茶饮用，每天 3 次；也可用菊花加金银花、甘草同煮代茶饮用，其有平肝明目、清热解毒之特效。对高血压、动脉硬化患者有明显疗效。

3. 玉米须茶　玉米须不仅具有很好的降血压之功效，而且也具有止泻、止血、利尿和养胃之疗效。泡茶饮用每天数次，每次 25～30 g。在临床上应用玉米须治疗因肾炎引起的浮肿和高血压的疗效尤为明显。另外也可用干净干玉米须 10 g、芦根 10 g、白茅根 10 g，水煮代茶饮服，每天可以水煮 3～5 次，每次适量服用。功效：利水排浊，用于高血压合并蛋白尿或者高血压患者小便泡沫偏多者，有一定防治疾病作用。

4. 鬼针草茶　干鬼针草（金盘银盏）10 g 泡水代茶饮，每天 3 次，每次适量服用。孕妇及体质偏寒的高血压患者慎用。

5. 山楂茶　山楂所含的成分可以助消化、扩张血管、降低血糖、降低血压。同时经常饮用山楂茶，对于治疗高血压具有明显的辅助疗效。其饮用方法为，每天数次用鲜嫩山楂果 1～2 枚泡茶饮用。

6. 罗布麻茶　新芽罗布麻茶叶富含槲皮素、芸香贰、强心贰三大活性物质及多种微量元素，长期饮用能明显改善血管的脆性和通透性。尤其是高血压患者的血管壁附着物多为盐碱性化合物，而抗盐碱性极强的罗布麻可清除血液中的自由基，减少血管壁脂类及盐碱性化合物结晶，恢复血管弹性，延缓血管衰老，达到抑制血压升高、降低高血压患者血压的目的。新芽罗布麻茶除了降血压的功能外，其他功能也较多，如调节心脑血管、安神助眠、润肠通便、促消化抗便秘。罗布麻茶叶中含有的黄酮可以通过清除活性氧自由基起到抗心律失常、抗心肌缺血、缓解心绞痛和改善心功能的作用。罗布麻茶叶中浸膏对戊巴比妥的镇静催眠作用有协同作用。罗布麻茶叶中含有大量氨基酸、有机酸等多种营养成分,可以促进胃酸的生物合成,刺激胃液分泌,因而具有消食化滞、健脾养胃作用。长期饮用无副作用,主要是适合中老年朋友养生保健。

7. 首乌茶　首乌具有降血脂、减少血栓形成之功效。血脂增高者,常饮首乌茶疗效十分明显。其制作方法为取制首乌 20～30 g,加水煎煮 30 min 后,待温凉后当茶饮用,每天一剂。对高血压、动脉硬化患者有显著疗效。

8. 荷叶茶　中医实践表明,荷叶的浸剂和煎剂具有扩张血管、清热解暑及降血压之效。同时,荷叶还是减脂去肥之良药。治疗高血压的饮用方法是:用鲜荷叶半张洗净切碎,加适量的水,煮沸放凉后代茶饮用。

9. 槐花茶　将槐树生长的花蕾摘下晾干后,用开水浸泡后当茶饮用,每天饮用数次,对高血压患者具有独特的治疗效果。同时,槐花还有收缩血管、止血等功效。

10. 决明子茶　中药决明子具有降血压、降血脂、清肝明目等功效。经常饮用决明子茶有治疗高血压之特效。每天数次用 15～20 g 决明子泡水代茶饮用,不啻为治疗高血压、头晕目眩、视物不清之妙品。

11. 莲子心茶　所谓莲子心是指莲子中间青绿色的胚芽,其味极苦,但却具有极好的降压去脂之效。用莲心 12 g,开水冲泡后代茶饮用,每天早晚各饮 1 次,除了能降低血压外,还有清热、安神、强心之特效。

12. 葛根茶　葛根具有改善脑部血液循环之效,对因高血压引起的头痛、眩晕、耳鸣及腰酸腿痛等症状有较好的缓解功效。经常饮用葛根茶对治疗高血压具有明显的疗效,其制作方法为将葛根洗净切成薄片,每天 30 g,加水煮沸后当茶饮用。

13. 桑寄生茶　中草药桑寄生为补肾补血要剂。中医临床表明,用桑寄生煎汤代茶,对治疗高血压具有明显的辅助疗效。桑寄生茶的制作方法是,取桑寄生干品 15 g,煎煮 15 min 后饮用,每天早晚各 1 次。

14. 杜仲叶茶　杜仲叶、绿茶各 6 g。沸水冲泡 15 min,分次代茶饮。功能补肝肾,降血压。

15. 三七麦冬茶　三七花、麦冬各 9 g。沸水冲泡 10 min,分次代茶饮。功能降压降脂,扩张血管,可以有效预防血压升高。

16. 菊花雪梨茶 雪梨1个,菊花(杭白菊尤佳)20朵,枸杞子10粒。煎煮15 min,分次代茶饮。功能滋阴润燥,解毒通便,清肝明目。适合肝阳上亢型高血压。

17. 黄芩白芷茶 黄芩、白芷各10 g,绿茶3 g。煎汤分次代茶饮,1 d内饮完。功能清热化痰,适用于湿热痰浊引起的高血压。

18. 路丁茶/芦丁茶 适量分次代茶饮。可修复血管壁及恢复血管壁张弛力,增加血管弹性,清除血管内堵物,使血管更顺畅,血液更流通,从而逐渐平稳降低血压,使血压保持正常,同时可预防高血压。

19. 罗布麻五味子茶 罗布麻叶6 g,五味子5 g,冰糖适量,开水冲泡代茶饮。常饮此茶可降压,改善高血压症状,并可防治冠心病。

综上所述,该中药养生茶可改善患者的临床症状及体征,增强降压药的疗效,提高临床疗效,值得临床的推广。

第四节 中医养生对高血压防治的意义

一、减少药物的不良反应

高血压是西医中的典型病症。现代医学对高血压的治疗主要应用强效降压药,良好的降压效果也使西药成为降压的主要手段,在治疗中处于主导地位。但是,西药的不良反应仍然不容忽视。中医养生是指采用精神调节、合理饮食、体育锻炼、针灸推拿、服用药物以及沐浴、娱乐等各种措施,对机体功能衰退或障碍进行恢复,达到提高或改善病残者生命质量的目的。中医养生可以通过平衡阴阳、调理脏腑改变人们的亚健康症状,做到防未病,通过中医养生法的干预方式,有效改善高血压。同时,中医药可以作为辅助治疗手段,可以克服西药过多应用所引起的药物不良反应。

二、降低并发症引起的死亡总风险

高血压不仅使冠心病的发病率成倍增加,且是造成脑血管意外,心、肾功能损害的重要原因。高血压养生的主要目的就是改善生活质量,防止靶器官损害,减少防止靶器官损害,减少或防治并发症,延长患者生命,降低病死率,提高生存率,高血压的康复,应以非药物疗法为首选。近年来,中国进行大量的高血压随机对照试验,表明中医药干预和养生康复临床上西药的使用和减轻并发症有一定帮助,降低死亡总风险。运动疗法经过长时间的研究实验被证明是一种花费少、见效快、并对高血压其他危险因素有良好治疗效果的方法。八段锦锻炼也是运动养生的一种,尤其是饮食干预和健康培训是降低高血压的有效措施。

三、"以神养形",贯穿治疗始终

中医养生对于高血压防治的意义在于治疗过程中符合华佗所说:"先医其心,后医其身",很多研究证实,高血压患者在患高血压后,心理也会受到一定的影响,也就是说高血压与心理因素的相关性非常高,如果心理问题加重,高血压就会加重,更有甚者会产生恶性循环。另外,也有研究表明高血压患者的心理问题不会随着血压的下降立即消失,而需要一定的过程,这是因为,任何的心理问题都是有一定的持续时间的。中医养生恰恰是个持续的过程,对于高血压的预防、治疗是贯穿始终的。情志养生实际上是"以神养形",在高血压的防治中起到至关重要的作用。人是"形"与"神"的统一体,这说明疾病的发生与人的情志有至关重要的联系。中医养生注重情志养生,保持精神上的持续舒畅,是高血压防治的一个重要环节。所以,中医养生在高血压防治中的意义是持续性的、延展性的,贯穿始终。

参考文献

[1]陈晓平,崔兆强,林金秀,等.《2020 国际高血压学会全球高血压实践指南》解读[J].中国医学前沿杂志(电子版),2020,12(5):54-59.

[2]孙伟茗,焦晓民.高血压中医病名·病因·病机研究进展[J].实用中医内科杂志,2021,35(1):101-105.

[3]刘巍,杜宇征,孟祥刚,等.石学敏院士治疗高血压病捻转补泻手法浅析[J].中国针灸,2021,41(10):1135-1139.

[4]周彬,刘楠.中医针灸治疗高血压的临床有效性研究[J].中国药物与临床,2021,21(18):3177-3179.

[5]王威,范倩,王帅,等.柴胡加龙骨牡蛎汤加减联合平衡针灸治疗原发性高血压[J].世界中医药,2021(2):298-302.

[6]杨志琴.常增伟.自拟药枕Ⅰ号方对高血压初期患者的影响研究[J].医学食疗与健康,2020,18(19):42,44.

[7]张小旭,孔祥英.原发性高血压的中医外治法研究进展[J].世界最新医学信息文摘,2019,19(35):121-122.

[8]林静.给高血压患者的饮食指南[J].东方养生,2021(11):8-9.

[9]李理,王媛,王垚,等.H 型高血压患者吸烟与血清同型半胱氨酸的相关性研究[J].中国临床保健杂志,2021,24(1):67-69.

[10]吴洁,杨华凤,戚圣香,等.成年男性吸烟和身体活动不足与高血压·糖尿病和血脂异常的关联研究[J].中华健康管理学杂志,2021,15(2):138-143.

[11]杨玲,于雅婷.高血压饮食看这本就够了[M].南京:江苏凤凰科学技术出版社,2020.

[12]胡大一.得了高血压,饮食要注意[J].健康世界,2021(11):2.

[13]郑晨霞,沈建平.中医药治疗高血压研究进展[J].中医研究,2021,34(2):57-60.